Ute Frank

Erwecke die Heldin in Dir
mit Yoga & Pilates

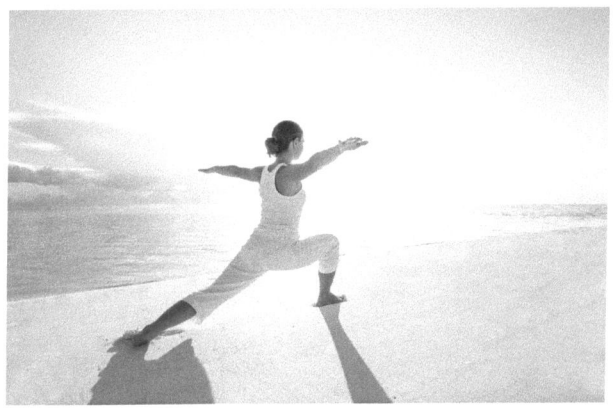

Ein Weg zu Selbstvertrauen und innerer Stärke

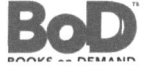

BoD™
BOOKS on DEMAND

AF140189

Für Stephan, Christian, Cedric & Charlotte

Ute Frank

Erwecke die Heldin in Dir
mit Yoga & Pilates

ein Weg zu Selbstvertrauen und innerer Stärke

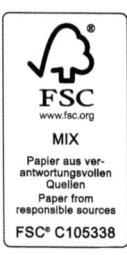

Bibliografische Information der Deutschen Nationalbibliothek:
Die Deutsche Nationalbibliothek verzeichnet diese Publikation in der Deutschen Nationalbibliografie; detaillierte bibliografische Daten sind im Internet über http://dnb.dnb.de abrufbar.

Illustration: Ute Frank, Fotolia
weitere Mitwirkende: Charlotte Frank

Herstellung und Verlag: BoD – Books on Demand, Norderstedt

ISBN: 978-3-7386-4019-9

Inhaltsverzeichnis

Selbstvertrauen ist der Grundstein des Lebens.
Entferne es und das Leben zerfällt.
(Yesudian)

Einleitung

Es gibt viele Bücher auf dem Markt, die sich mit „Selbstvertrauen" beschäftigen. Meine eigene Sammlung zu diesem Thema wurde bereits unermeßlich groß und dennoch mangelte es mir immer noch an demselben. Wenn ich die Übungen machte, oder die Ratschläge beherzigte, konnte es von außen so scheinen, als wäre ich unglaublich selbstbewusst. Und dennoch bin oder besser war ich voller Ängste, bis ich endlich verstanden hatte, dass ich nicht nur an der Oberfläche bleiben darf, sondern mich in die Tiefe des eigenen Seins hinabbegeben muss. Nur dort finde ich die Gründe, die mich davon abhalten mich selbst zu lieben um dadurch voller Selbstvertrauen durch das Leben zu gehen. Erst wenn ich mich voll und ganz erkannt habe und annehme was sich zeigt, finde ich auch einen Weg um diese unbewussten Muster zu verändern und so zu meiner wahren Größe, zu „der Heldin in mir" zu erwachen.

Aus diesem Grund findet sich im ersten Kapitel dieses Buches viel Theorie, die ich aber für notwendig empfinde um (selbst) bewusster zu werden. Sie soll als Licht dienen, welche die Schatten in uns erhellt. Erst dann geht es zur Praxis, zu vielen Übungen und Anregungen, die unsere Heldin erwachen lässt. So ist dies ein Arbeitsbuch und läd Dich ein Deine eigenen

Erfahrungen mit den Übungen und Vorschlägen zu machen.

Ich möchte Dir keine unmöglichen Versprechen machen. Das Buch schöpft aus meiner eigenen Erfahrung und Praxis. Damit will es Dich inspirieren, Deinen eigenen Weg zur Heldin zu finden und wünscht Dir dabei den größtmöglichen Erfolg. Das Buch nutzt die Philosophie des Yoga ebenso wie es sich die Grundsätze des Pilates zu eigen macht. Gehen darfst Du diesen Weg allein, in dem Wissen, dass Dich viele Menschen begleiten und bei Dir sind. Für mich war es wichtig, die Vorschläge wirklich am eigenen Körper zu erfahren, zu fühlen und zu verinnerlichen. Damit nicht nur mein Verstand, sondern auch das kleine „Ich" in mir sich seiner selbst bewusst wurde.

Dieses Buch gibt Dir viele Anregungen und Impulse. Wenn Du es optimal Nutzen willst, ist es erforderlich Dir ein Notizbuch zuzulegen, indem Du Dir zu den Übungen Eintragungen machen kannst. Es ist von mir als Frau in persönlicher Form für DICH als Heldin geschrieben. Eine Einladung in Deine Kraft zu kommen und Dein Leben wirklich zu leben!

Wie immer in meinen Büchern möchte ich noch darauf hinweisen, dass dieses Buch keinen Therapeuten ersetzt und voraussetzt, dass Du gesund bist. Solltest Du bei einer Übung Bedenken haben, sprich dies bitte zuvor mit Deinem Arzt oder einer anderen fachkundigen Person ab.

Die Heldin erwacht

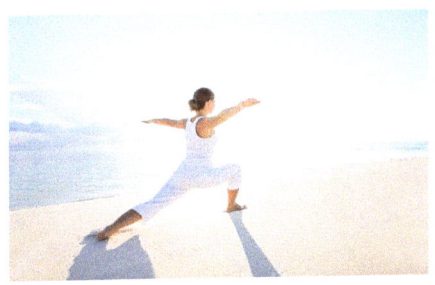

Selbstvertrauen zu erlangen und sich seiner Selbst bewusst zu werden werden ist ein vielfältiges Thema. Oft las ich den Vorschlag, ein Vorbild zu suchen und sich dessen Eigenschaften bewusst zu machen, um mehr Vertrauen in die eigenen Fähigkeiten zu erlangen. Als Yogalehrerin greife ich nun nach den Sternen und nehme mir die göttliche Heldin Parvati als Vorbild. Durch deren Geschichte kann es auch uns gelingen, das eigene Licht erstrahlen zu lassen und so selbstbewusst wie eine Heldin durch das Leben zu gehen.

Zu Beginn eine kurze Vorstellung der Hindu-Göttin Parvati , auch „Tochter des Berges" genannt.

Parvati (Sanskrit, f., पार्वती*, Pārvatī) ist eine hinduistische Muttergöttin, die als die Gattin und Shakti des Shiva und Mutter von Ganesha und Karttikeya (auch Skanda genannt) gilt. Sie ist die*

Tochter von Himavat, dem Gott der Himalaya-Berge, und der Apsara Mena (auch Menga genannt) sowie die jüngere Schwester der Ganga, der göttlichen Verkörperung des Ganges. Ihr Name bedeutet „Tochter der Berge" (skt.: parvata). Parvati verkörpert die treue, geduldige, liebende, hingebungsvolle, liebliche, ideale und gehorsame Ehefrau. Sie ist Personifikation von Gatten- und Mutterliebe. Sie ist der gnädige, mütterliche, gütige, sanfte, fürsorgende, helle, liebende und freundliche Aspekt der Mahadevi, der „großen Göttin". Zusammen mit ihrem Mann Shiva und ihrem Sohn Ganesha bildet sie das perfekte Beispiel und Vorbild einer idealen Hindufamilie. Parvati hat viele verschiedene Erscheinungsformen, darunter auch Durga und Kali.

Der Mythos in Kurzform:
Die Puranas präsentieren Shiva und Parvati als das Elternpaar des Universums und enthalten darum viele verschiedene Mythen im Zusammenhang mit ihrem Eheleben. So traf Parvati der Legende nach eines Tages im Gebirge auf einen schönen Asketen, der um seine erste Gemahlin Sati trauerte. Parvati wusste nicht, dass sie selbst eine Reinkarnation Satis war und erkannte in dem Asketen den Gott Shiva, in den sie sich verliebte. Um ihm gleich zu werden, begann sie ebenfalls ein asketisches Leben zu führen und stand beispielsweise 1000 Jahre auf einem Bein in einem Fluss, bis er als Wanderbettler vor ihr erschien. Er stellte sie auf die Probe und wollte sie verführen.

Parvati wurde sehr ärgerlich, woraufhin Shiva sich in seiner wahren Gestalt zeigte. Beide heirateten.

In allen Mythen zugleich ist es aber Parvati, die Shiva zu einem verantwortungsvollen Ehe- und Hausmann, Haushälter und Familienvater macht und ihn zeitweise aus seiner tiefen Meditation reißt. Shiva und Parvati führen im Allgemeinen ein harmonisches, ungestörtes, friedliches Familienleben, mit Ausnahme von kleinen Streitereien und gegenseitigen Beschimpfungen, die aber nicht lange anhalten.

Fühle auch Du Parvati die gnädige, mütterliche, gütige, sanfte, fürsorgende, helle, liebende und freundliche in Dir, sowie all ihre Verkörperungen. Die der alten Weisen, der Jungen, hungrigen blühenden, der Erfahrenen, **Bewussten**, Fühle die furiose Kali, die **selbstbewusste** Durga und alle anderen Farben Deiner Weiblichkeit. Alles ist in Dir, auch, wenn Du es manchmal nicht wahrnehmen kannst. Lerne Dein Licht leuchten zu lassen, anstatt Dich und Deine Tiefe weiter der Welt vorzuenthalten. Lass Dir die Kraft Deines Platzes im Leben zufließen. Er gehörte schon immer Dir und wartet darauf, dass Du ihn wieder voll und ganz einnimmst.

Die Geschichten um Parvati sind wild und ein typisches Beispiel für die faszinierende indische Mythologie. Für mich ist Parvati das ideale Beispiel einer selbstbewussten Frau. Sie zweifelt nie, findet immer wieder einen Weg um an Ihr Ziel zu kommen. **Eine wahrhaft göttliche Heldin!**

Wie können wir nun von ihr lernen? Indem wir:

1. Uns selbst so annehmen wie wir sind, unsere Zweifel beseitigen und uns selbst die beste Freundin sind.

2. Voller Vertrauen unseren Weg gehen, indem wir unser Selbstvertrauen stärken.

3. Mit Mut, Disziplin und Ausdauer voranschreiten. Unsere innere Stärke entwickeln.

4. Nicht jeder Regung nachgehen, sondern eine gewisse Art von Askese zu betreiben um mit unseren Kräften zu haushalten.

5. Unsere Energiequellen entdecken, „denn in der Ruhe liegt die Kraft!"

Diese Punkte werden wir mit vielen Übungen und Anregungen in den folgenden Kapiteln angehen. Schritt für Schritt, ohne Eile und im jeweils eigenen Tempo.

Machen wir uns auf den Weg! **Erwecke die Heldin in Dir.**

1. Selbstliebe und Selbstannahme - von Selbstabwertung auf Selbstwertschätzung

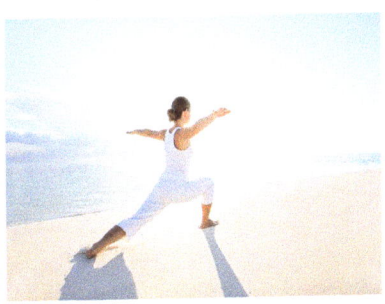

Wir lernen uns selbst so anzunehmen wie wir sind, unsere Zweifel beseitigen und uns selbst die beste Freundin zu sein.

Parvati, die Heldin unserer Geschichte kennt keine Zweifel. Sie nimmt sich an wie sie ist und findet immer einen Weg um ihr Ziel zu erreichen. Wie gelingt es auch uns, unsere Selbstzweifel zu beseitigen, uns selbst zu lieben und anzunehmen wie wir sind? Dies ist das Thema des folgenden Kapitels, welches wir nun angehen.

1.1 Was ist Selbstliebe?

Ein wichtiger Teil davon ist die Selbstannahme. Diese beginnt bei bei Herkunft, dem eigenen Äußeren und persönlichen Eigenschaften. Geht über Talente und Neigungen sowie das, was man als Schwäche bewertet. Dazu gehört aber auch, seine Fehler und

Versäumnisse anzunehmen und sich Fehler zu verzeihen. Es bedeutet jedoch nicht, dass man sich nicht mehr verändern soll. Aber vor jeder Veränderung kommt die Anerkennung von all dem, was ist, denn umso mehr man dagegen ankämpft, desto mehr verschwendet man die eigene Lebenskraft. Ein weiterer Teil ist es, seine Bedürfnisse und Wünsche ernst zu nehmen. Sie sollten sehr wichtig für jeden von uns sein. Dies ist eine Form der Selbstachtung, bei der man bewusst auf die eigene Gesundheit und sein körperlich, geistiges und seelisches Wohlbefinden achtet. Und auch darauf, die eigenen Ziele und Träume zu verwirklichen. Aus dieser Selbstliebe heraus wächst unser Selbstwertgefühl mit der Gewissheit wertvoll und liebenswürdig zu sein. Dieses stärkt widerum unser Selbstvertrauen mit der inneren Sicherheit, etwas schaffen und erreichen zu können. Außerdem ist sie die Voraussetzung, andere gleichwertig schätzen und lieben zu können. Denn schon in der Bibel steht:

Liebe deinen nächsten wie dich selbst!

Somit gilt auch im Umkehrschluß:

Nächstenliebe ohne Selbstliebe
ist wie ein Haus ohne Fundament,
wie ein Baum ohne Wurzeln

Uns selbst zu lieben und anzunehmen, fällt uns nicht leicht, da wir uns unbewusst oft ablehnen. Wenn wir dies ignorieren, werden alle unsere Bemühungen nicht fruchtbar sein. Deshalb wollen wir uns in einem ersten Schritt, wie in der Einleitung beschrieben, die Ursachen von Selbstablehnung anschauen und dannach Möglichkeiten finden diese zu überwinden, um uns selbst anzunehmen, so wie wir sind. Diese Ursachen werden uns das ganze Buch hindurch begleiten. Sie zu erkennen und anzunehmen ist die grundlegende Basis für Dein Leben als Heldin. Nimm Dir also bitte **wirklich Zeit** sie genau zu erforschen.

1.2 Die Wurzeln finden

Ich möchte noch einmal betonen, dass es sehr wichtig ist, die Ursachen für ein mangelndes Selbstvertrauen zu ergründen. Damit Du verstehst, warum Dein Selbstvertrauen nicht so stark ist, wie Du es Dir wünscht. Um es zu stärken, müssen wir uns bewusst werden, wo die Wurzeln des fehlenden Selbstvertrauens liegen. Denn die Gründe dafür sind vielfältig. Oft sind es sehr frühe Erfahrungen in der Kindheit, die eine tiefe Unsicherheit manifestiert haben. Botschaften an Kinder, wie z.B. "**Lass das sein, das schaffst du sowieso nicht.**", „**Dafür bist Du noch zu klein.**" oder "**Was soll aus dir bloß mal werden?**" prägen uns. Darüber hinaus können auch einzelne Erlebnisse wie das Versagen in einer bestimmten Situation oder das Verlassen werden von einem wichtigen Menschen zu mangelndem Selbstbewusstsein führen. In jedem Fall gehört immer auch eine Unsicherheit über den Wert der eigenen Person und ein "Sich-nicht-annehmen-können" dazu. Nutze folgende Fragen, um an Deine Kindheit zurückzudenken und die möglichen Wurzeln für Dein schwaches Selbstbewusstseins zu finden: (Hierzu nimm bitte Dein Notizbuch dazu, welches ich Dir in der Einleitung empfohlen habe.)

•Welche Botschaften über Dich selbst hast Du in der Kindheit gehört? Denke an das, was man direkt zu Dir gesagt hat, aber auch das, was über Dich gesagt wurde und das Du trotzdem mitgehört hast.

•Wie groß ist oder war das Selbstbewusstsein Deiner Eltern oder anderer Erziehungspersonen?

•Wie sind die Menschen, mit denen Du aufgewachsen bist damit umgegangen, wenn Du etwas falsch gemacht hast?

•Was stand in Deinen Zeugnissen über Dich?

•Bist Du verlassen worden? Wenn ja von wem und wie bist Du damit umgegangen?

Lasse Dir Zeit damit, die Antworten zu finden. Der Grund für ein mangelndes Selbstbewusstsein ist in der Regel eine Kombination aus vielen verschiedenen Faktoren. Sinn dieser Übung ist vor allem, dass Du Dich selbst besser kennen lernst. Denn damit verstehst Du dann auch, warum Du Dich (vielleicht) unbewusst selbst ablehnst. Es geht somit darum zu lernen, sich selbst zu erkennen und die unbewussten Anteile in sich wahrzunehmen. Ein ursprünglich für die Kommunikation entwickeltes Modell, das so genannten „Johari-Fenster" kann hier zur Entwicklung des Selbstbewusstseins ebenfalls sehr nützlich sein.

Hintergrund:

Das Johari-Fenster ist ein Fenster bewusster und unbewusster Persönlichkeits- und Verhaltensmerkmale zwischen einem Selbst und anderen oder einer Gruppe. Entwickelt wurde es 1955 von den amerikanischen Sozialpsychologen **Jo**seph Luft und **Har**ry Ingham. Die Vornamen dieser beiden wurden für die Namensgebung herangezogen. Mit Hilfe des Johari-Fensters wird vor allem der so genannte„blinde Fleck" im Selbstbild eines Menschen illustriert. Es spielt in der gruppendynamischen Arbeit seit den 1960er, 70er Jahren eine bedeutsame Rolle zur Demonstration der Unterschiede zwischen Selbst- und Fremdwahrnehmung und gehört zum Standardrepertoire gruppendynamischer Modelle und Verfahren.

Öffentlich	Geheim
Blinder Fleck	Unbekannt

Die vier Felder im Überblick:

Öffentlich

Öffentlich ist alles, was ein Mensch von sich preisgibt, was also ihm selbst und anderen bekannt ist. Dies umfasst die Anteile der Persönlichkeit, die nach außen sichtbar gemacht werden und von anderen wahrgenommen werden. Dieser Teil ist im Vergleich mit den anderen Teilen meist eher klein. Es sind aber vor allem die nicht-öffentlichen Bereiche, die Beziehungen ganz wesentlich bestimmen. Neben äußeren Merkmalen zählen auch innere Eigenschaften wie beispielsweise Ehrgeiz oder Ängstlichkeit hinzu, soweit diese nach außen erkennbar hervortreten.

Geheim

Geheim ist alles, was der Betroffene weiß oder kennt, aber anderen nicht zugänglich macht oder aktiv vor ihnen verbirgt.

Blinder Fleck

Unter dem „blinden Fleck" versteht man alles, was vom Betroffenen ausgesendet und vom Empfänger wahrgenommen wird, ohne dass sich der Betroffene dessen bewusst ist. Andere erkennen Charakteristika, die der Betroffene bei sich selbst nicht erkennt.

Unbekannt

Unbekannt ist alles, was weder dem Betroffenen, noch anderen bekannt ist. Es handelt sich um unenthülltes Terrain, welches ergänzend zu den wahrgenommenen, reellen Tatsachen und als Kontinuum alles Möglichen, jedoch Unbekannten steht.

Ziele der Entwicklung

Joseph Luft beschreibt als ein Ziel von Lernen in der Gruppendynamik, den gemeinsamen Handlungsspielraum transparenter und weiter zu gestalten. Im Johari-Fenster wird dabei das linke obere Feld immer größer, die anderen drei werden kleiner.

•sich preisgeben – Durch Mitteilen und Teilen persönlicher Geheimnisse mit anderen verringert sich der Aufwand, der für die Geheimhaltung betrieben werden musste und vergrößern sich die Freiheit und der Handlungsspielraum in der Öffentlichkeit.

•Beobachtungen mitteilen – Durch Mitteilen von Beobachtungen über blinde Flecken direkt an den Betroffenen (Feedback) gewinnt dieser Erkenntnisse über sich selbst und kann so seinen privaten und öffentlichen Handlungsspielraum bewusster wahrnehmen und ausfüllen.

Beide Wege ergänzen einander und helfen auch, Unbewusstes bewusst und dadurch greifbar zu machen.

<u>Dieses Modell kann Dir helfen:</u>

- herauszufinden, **wer** Du bist.
- Herauszufinden, **was** Dir wirklich wichtig ist und wo Du nicht bereit bist, Kompromisse zu machen.

- Deine **Grenzen** zu definieren. Entscheide Dich dafür, was Du anderen Menschen in Zukunft erlauben wirst und was nicht.

Es lohnt sich, sich lange und tief mit diesen Fragen zu beschäftigen um diese Klarheit für Dich selbst zu entwickeln. Dazu ist es gut, wenn Du auch andere, Dir vertraute Personen befragst, um so Deinen „blinden Fleck" zu erforschen. Schreibe die Antworten am besten in Dein Buch, welches Du Dir hierfür angelegt hast. Ungefiltert und spontan. Und freue Dich über das, was kommt.

Der Hintergrund Deines „blinden Flecks" ist oft eine unbewusste Selbstablehnung, die von den Erfahrungen Deiner Kindheit aber auch noch von anderen Dingen abhängt. Dies möchte ich nun genauer erklären, um zu helfen ein möglichst tiefes Verständnis für diese unbewussten Muster oder „blinden Flecke" zu entwickeln.

1.3 Selbstablehnung

Die Kraft der Selbstablehnung ist in allen Menschen vorhanden. Diese Tatsache ist schon lange bekannt. Zu allen Zeiten haben Philosophen, Theologen, Psychologen, spirituelle Denker verschiedener Schulen sich mit ihr beschäftigt und verschiedene Erklärungen und Definitionen für sie gefunden. Sie sind je nach Welt- und Menschenbild zu unterschiedlichen Antworten gelangt.

Sigmund Freud und Carl Gustav Jung, die zwei großen Erforscher der menschlichen Psyche, haben sich ausführlich mit der Tatsache beschäftigt, dass es zwei grundlegende Kräfte in uns gibt, die uns bestimmen: Eine Leben erhaltende, fördernde Kraft, die Leben gelingen lässt, und eine Leben verneinende Kraft, die uns immer wieder zu blockieren versucht und die im Äußersten dazu führen kann, das eigene Leben selbst auszulöschen. Darüber hinaus lassen sich aber auch noch andere Ursachen finden. Wenn wir uns bei ihrer Betrachtung übereinanderliegende Schichten vorstellen und uns von oben nach unten durcharbeiten, dann können wir an der Oberfläche erzieherische Einflüsse als Ursache erkennen.

1.3.1 Einfluss der Erziehung

Prentice Mulford, (1834– 1891), US-amerikanischer Journalist und Erzieher: Lehre dein Kind niemals, gering von sich zu denken. Gewöhnt es sich, so zu empfinden, so werden auch andere sich gewöhnen, es niedrig zu achten, jetzt das Kind, später den Mann. Lehre dein Kind, nur Erfolg zu träumen und zu erwarten. Langandauernde Erwartung dieses Erfolges bringt Ursachen, Mittel und Wege zu diesem Erfolg.

Mit erzieherischen Einflüssen ist folgendes gemeint: Wir alle kennen aus unserer Kindheit immer wiederkehrende Aussagen und emotional unterlegte Appelle unserer Eltern, anderer Erziehungsberechtigter oder auch von Spiel- und Schulkameraden, die sich auf unser Verhalten beziehen. Diese sind bei weitem nicht zu unterschätzen.

Hierfür wurden bereits weiter vorne im Text schon einige Beispiele genannt, die zeigen, dass es nicht immer drastische Maßnahmen sein müssen, die eine Kinderseele kränken und verbiegen. Hole Dir hierzu auch wieder die Aussagen aus Deinem Notizbuch heran und erkenne die Aussagen die sich ständig wiederholten. Diese kritischen Äußerungen können zur vermeintlichen Wahrheit werden, getreu dem bekannten Motto "Steter Tropfen höhlt den Stein." Auch das nonverbale Verhalten der Eltern (Mimik, Gestik,... und weiteres) spielt eine prägende Rolle. Kinder haben im Vergleich zum Erwachsenen noch eine viel sensiblere Beobachtungs- und Wahrnehmungsfähigkeit und sind dadurch sehr empfänglich für Informationen und Signale, die über das gesprochene Wort hinausgehen. Die Strenge in den Augen oder in der Stimme eines Elternteils, Unsicherheit und Inkonsequenz im elterlichen Verhalten, Widersprüchlichkeiten zwischen Reden und Handeln, unausgesprochene Ängste und einiges mehr, wird vom Kind registriert. Dazu gehört ebenfalls, was die Eltern vorleben.

Es geht jetzt nicht um umfassende Vergangenheitsbewältigung oder um bloßes Zurückschauen. Es geht vielmehr darum, sich selbst besser zu verstehen und die Hintergründe kennenzulernen, die uns unbewusst blockieren. Denn wie mit dem Modell des Johari-Fenster erläutert, kann ich mich besser verstehen, wenn ich möglichst viele Teile meines Wesens kenne und mich damit auseinandergesetzt habe. Umso mehr ich verstehe, desto aktiver kann ich entscheiden, welchen Weg ich gehen will. Durch die Beschäftigung mit meiner Vergangenheit kann ich die Gegenwart besser verstehen und die Zukunft bewusster gestalten.

Ein weiterer Punkt, der hier seine Ursprünge hat ist:

1.3.2 Der innere Kritiker

Die kritischen Stimmen und Verhaltensweisen der realen Personen unserer Kindheit spuren sich tief in unsere Kinderseele ein und werden zu einer eigenständigen Stimme in uns – zum inneren Kritiker, Richter oder Zensor. Er ist im Erwachsenenleben nach wie vor in uns aktiv, obwohl wir eigentlich die Freiheit besitzen, uns eine eigene Meinung zu bilden über uns, unser Leben und die Welt. Wir haben als Erwachsene Entscheidungsfreiheit, diese gehört zum Erwachsensein dazu, da wir selbst für unser Leben verantwortlich sind. Als Kind dagegen standen wir in völliger Abhängigkeit von den Erwachsenen. Die Eltern waren zunächst einmal die einzigen Autoritäten, denen wir vertrauten und glauben mussten. Sie kennen die Welt. Wir vertrauten darauf, dass sie wissen, was richtig ist. Als Kind kannten wir die Welt noch nicht selbst und hatten somit leider auch keine Vergleichsmöglichkeiten zu der Richtigkeit der Aussagen der Eltern. Nach unserem Verständnis hatten sie immer Recht. Kritik bleibt deshalb so tief haften, weil wir als Kind Angst hatten, die Zuwendung und Liebe der Eltern zu verlieren, wenn wir uns vermeintlich entgegen deren Wünschen verhalten. Ohne die Eltern wäre unsere Existenz gefährdet gewesen, dies spürten wir instinktiv.

Zum anderen hatten wir als Kind das tiefe Bedürfnis allein um unser selbst willen geliebt zu werden genauso wie wir sind. Wir wollten spüren können, dass wir willkommen sind. (Natürlich gilt dies als Überbleibsel auch noch für uns als Erwachsene) Die zuvor genannten Beispielsätze wirken diesem Bedürfnis jedoch entgegen. Der innere Kritiker springt automatisch bei allem an, was wir als Erwachsene tun und er beurteilt und kommentiert unser Vorgehen und unsere erzielten Ergebnisse immer in negativer Weise. Entstanden sind Glaubenssätze, die ihren Ursprung in der Kindheit haben.

Sie verursachen, dass wir uns selbst unnötigerweise unter Druck setzen, nie zufrieden sind mit uns und mit unseren Leistungen, und sie treiben uns ständig an. Sie führen auch dazu, dass wir uns „zu klein" fühlen und uns vor anderen Menschen zurücknehmen; dass wir Lob und Komplimente nicht annehmen können; dass wir uns vieles nicht zutrauen, manchmal sogar unserem eigenen Gefühl und Urteil nicht trauen. Dadurch schmälert der „innere Kritiker" nicht nur unser Wohlbefinden, sondern nimmt uns viele Möglichkeiten zu einer selbstbewussten Lebensgestaltung, bei der wir mit Freude unsere Begabungen und Fähigkeiten zum

Einsatz bringen könnten. Wir tun eher Dinge, die wir eigentlich nicht wollen und die nicht wirklich das „Unsere" sind. Anderes, das eigentlich mehr zu unserem eigentlichen Wesen gehört, bleibt dann auf der Strecke und wird nicht verwirklicht.

Über die Jahre entsteht bei vielen Menschen dadurch ein negatives, pessimistisches Denken. Oder wir kompensieren, indem wir ständig in Aktion sind mit Projekten und Menschen, verlieren dabei zunehmend die Verbindung zu unserer Mitte, zu uns selbst.

Wiederum andere nehmen den inneren Druck kaum bewusst wahr, reagieren ihn dennoch ab, indem sie ihn an andere weitergeben, oftmals durch ein überhöhtes Selbstbewusstsein und beeinträchtigen dadurch das Leben anderer; aber letztlich auch ihr eigenes, da sie dadurch nicht unbedingt attraktiv wirken.

1.3.2.2 Die Stimme des inneren Kritikers identifizieren

Um uns besser zu erkennen, sollten wir lernen, die Stimme des inneren Kritikers zu identifizieren und sie hinterfragen. Wir können aufschreiben, was sie immer wieder sagt und die Aussagen mit den wirklichen Fakten unseres eigenen Lebens oder des Lebens überhaupt vergleichen. Zudem können wir überlegen, ob seine Wertmaßstäbe die unsrigen, als heutige Erwachsene sind. Jetzt wissen wir besser über das Leben Bescheid wie damals als Kind. Dabei werden wir sogar feststellen, dass der innere Kritiker so gut wie nie Recht hat. Wir sollten versuchen ihm mit sachlichen Argumenten entgegentreten, denn das schwächt ihn am deutlichsten. Auch wenn dies ein langer Weg sein wird, so weicht er doch langsam zurück. Im Gegenzug gewinnen wir ein Stück seelischen Boden zurück, verbunden mit dem Gefühl von neuer innerer Freiheit. Eine gute Basis für ein gesundes Selbstvertrauen. Das Leben entspannt sich mehr und mehr und Lebensfreude entsteht, die Heldin erwacht.

1.4 Charakter

Gehen wir nun einen Schritt weiter, oder anders ausgedrückt, eine weitere Schicht tiefer. Eine andere Ursache für die Selbstablehnung liegt in den charakterlichen Veranlagungen. Menschen kommen nicht als „unbeschriebenes Blatt" zur Welt, sondern bringen bei der Geburt bestimmte charakterliche Eigenschaften mit, die wie die körperlichen Eigenschaften genetisch bedingt sind. Als Mutter von drei Kindern kann ich bestätigen, dass sich jedes davon schon als Baby unterschiedlich verhalten hat. Mit den charakterlichen Eigenschaften sind emotionale und temperamentbezogene Grundlagen gemeint. Manche Kinder sind von vornherein eher lebhaft, andere ruhig, ernst, introvertiert. Das kann schon beim Baby am Schlaf- und Wachrhythmus, am Ess- oder Trinkverhalten beobachtet werden. Es gibt besonders feinfühlige und empfindsame Menschen, bei denen Erlebnisse und Sinneseindrücke tiefere Spuren hinterlassen als bei anderen. Andere neigen von vorne herein zu Nervosität, so dass ihnen schnell manches zu viel wird. Bei diesen Charakteren wird Kritik schnell in Selbstkritik umgemünzt. Menschen mit einem prinzipiellen Hang zur Gründlichkeit haben die Neigung, dass sie sich ihr Leben stellenweise unnötig schwer machen und sie dann mit sich und dem Leben schnell unzufrieden sind. Auch hier besteht eine große Anfälligkeit für Selbstkritik, wenn die eigenen Ansprüche an sich selbst nicht erfüllbar sind.

Wiederum andere sind dagegen recht robust und können mit den Anforderungen des Lebens flexibler umgehen, ohne sich gleich im Selbstwertgefühl herabzusetzen. Verschiedene Charakterlehren wie zum Beispiel das ‚Enneagramm der Persönlichkeiten‘ beschäftigen sich ausführlich damit. Wenn man mit ihrer Hilfe die eigenen Veranlagungen besser erkennen lernt, ist es auch einfacher damit umzugehen.

1.5 Weitere Einflüsse

Es gibt noch einen weiteren Punkt zu berücksichtigen, um uns selbst wirklich besser zu verstehen. Hierzu gehören (schwerwiegende) lebensgeschichtliche Ereignisse, die ebenfalls dazu beitragen können, dass wir uns nicht ausreichend selbst lieben können. Das kann die große Enttäuschung sein, der tiefe Schmerz, eine nicht geheilte Wunde, eine Schuld oder ein

Versagen. Die bis hierher genannten Punkte der Selbstablehnung stehen in Wechselwirkung und beeinflussen sich teilweise gegenseitig.

Zudem gibt es einen noch weiteren Punkt zu beachten:

1.6 Unbekannte Gründe

Neben den bisher genannten Gründen gibt es solche, die mit unserem rationalen Verstand nicht zu begreifen sind. Es geht um die Tatsache der zwei grundsätzlich das Leben bestimmenden Kräfte, die zwar seit Menschengedenken bekannt, aber wissenschaftlich nicht greifbar sind. Genauso wie Liebe als Leben fördernde Kraft wissenschaftlich nicht erklärt werden kann und sie doch unser gesamtes Leben in unterschiedlicher Form und Ausprägung bestimmt, so steht es auch mit ihrer Gegenkraft, der Selbstablehnung. Diese kann manchmal bis zum Selbsthass ausarten. Zum Menschsein gehört also dazu, dass wir alle grundsätzlich auch Selbstaggression in uns tragen, ob wir das bewusst wahrnehmen können oder nicht. Die Selbstablehnung ist wie die Liebe ein Urphänomen. Das heißt **ur**sprünglich, schon von vornherein vorhanden. Wir kommen damit auf die Welt. Letztendlich ist diese Form eine Wurzel in der Tiefe, die auch die zuvor geschilderten Ursachen nährt. Deshalb werden wir unser Leben lang nie ganz frei sein von Selbstkritik, auch wenn wir gelernt haben, die anderen genannten Punkte anzunehmen und aufzuarbeiten.

Wir werden uns immer wieder um **Selbstliebe** bemühen und „Gut-zu-uns-selbstsein" lernen müssen. Wenn wir jedoch über die verschiedenen Ursachen der Selbstablehnung wissen, können wir sie leichter annehmen und dadurch besser mit ihnen umzugehen, damit es mit der Zeit einfacher wird, uns selbst so gut wie möglich zu achten, wertzuschätzen und zu lieben. Die Selbstablehnung als Urphänomen ist ein sehr tiefliegendes Gefühl in uns, „nicht zu genügen" oder „nicht ausreichend zu sein", so wir sind. Sobald wir geboren sind, beginnt das Empfinden der Unzulänglichkeit. Bereits ein Kleinkind kann ohne liebevolle Fürsorge nicht gedeihen und verlangt nach ihr. Die körperliche Versorgung allein reicht nicht aus, sondern es braucht dringend auch die emotionale Unterstützung, um stark genug für die Herausforderungen des Lebens zu werden, wie wissenschaftliche Untersuchungen nachweisen konnten.

Durch das Erwachsenwerden verschwindet das Bedürfnis nach Akzeptanz und Wertschätzung nicht. Das weiß jeder nur zu gut. Wir alle suchen nach Liebe und Bestätigung. Die Gefahr liegt dabei, dass wir diese emotionale Zuwendung vor allem im Außen bei unserem Umfeld suchen. Wir wollen sie von anderen Menschen, da wir es so von Kindheit an durch die Abhängigkeit von Erwachsenen gewöhnt sind. Ein Stück weit ist die Suche nach positiver Resonanz durchaus berechtigt, da der Mensch im Grunde ein Gemeinschaftswesen ist. Bestätigung und Liebe halten Verbindung und geben gegenseitige Unterstützung. Dennoch wird die Vorstellung, sie nur von außen bekommen zu können, von uns allen unbewusst überbewertet.

Es besteht zudem der Automatismus, dass wir immer wieder von neuem nach Bestätigung suchen, sobald wir sie erhalten haben. Wir brauchen diese ständig. Wenn wir sie nur außerhalb von uns suchen, werden wir abhängig von äußeren Umständen. Und Abhängigkeit ist das Gegenteil von Selbstvertrauen, es bedeutet vielmehr Unselbstständigkeit und Unsicherheit. Diese Tatsache führt uns zu unserem nächsten Punkt:

1.7 Liebe und Selbstablehnung

Zum Menschsein gehört der Spagat zwischen dem Bedürfnis nach Liebe auf der einen Seite und Selbstablehnung auf der anderen Seite fast schon dazu. Erwachsen zu sein beinhaltet folglich einen Widerspruch: Einerseits verstehen wir darunter Selbstständigkeit, Entscheidungskraft, Eigenverantwortung. Andererseits läuft in unserem Inneren gewohnheitsbedingt oft das Gegenteilige ab. Wir machen für unser Glück äußere Umstände verantwortlich: Beziehungen zu anderen Menschen, zur Arbeit, zu materiellen Dingen und schönen Erlebnissen.

Meistens haben wir das Empfinden, dass in uns ein Mangel herrsche, der nur durch Zuwendung von Außen behoben werden könne. Wenn diese dann nicht immer wieder kommt, fühlen wir uns schnell in unserem Wert herabgesetzt, sind gekränkt, machen Vorwürfe und fühlen uns klein. Wir machen auch die Erfahrung, dass Liebe und Anerkennung zwischen Menschen unbeständig, zerbrechlich und begrenzt ist. Und manchmal schlägt Liebe auch in Hass um. Immer wieder kommt es vor, dass Menschen in Anpassung, Selbstaufgabe und konflikthafte Verhaltensweisen gehen, um die gewünschte Liebe und Anerkennung zu bekommen. Dabei werden dann nicht selten schwerwiegende zwischenmenschliche Probleme herauf beschworen.

An dieser Stelle können wir deutlich erkennen: **Sobald ich mit mir selbst zufrieden bin, mich achte und wertschätze, muss ich mich nicht mehr abmühen und verbiegen, um von außen Bestätigung zu bekommen.** Ich kann bei und mit mir selbst bleiben, in meiner Mitte, ohne andere mit meinem Liebesanspruch zu überfordern. Ich weiß für mich selbst zu sorgen. Ich ruhe in mir und übertrage ein vermeintliches inneres Mangelgefühl nicht auf andere Menschen und Situationen. **Ich bin die Heldin meines Lebens!**

1.8 Wie gelingt es „Sich selbst zu lieben"?

Den größten Einfluss auf die Selbstliebe hat sicherlich unser innerer Dialog. Die Worte, mit denen wir über uns denken und innerlich mit uns selbst reden, haben Kraft und leider auch die Tendenz sich selbst zu verwirklichen. Sie beeinflussen unsere Gefühle und unser Handeln. Wir können auf liebevolle und stärkende, aber genauso auf negative Art und Weise mit uns kommunizieren. Um das innere Selbstgespräch zum Positiven zu verändern, braucht es viel Achtsamkeit und natürlich Geduld. Wir sollten immer wieder eine Art: „STOPP-Meditation" praktizieren, bei der wir uns regelmäßig bewusst fragen: **„Was denke ich gerade"**. In diesem Moment sollten wir negative und vernichtende Gedankengänge unterbrechen und durch stärkende ersetzen. Vielleicht gelingt dies nicht gleich im ersten Schritt, aber mit fortschreitendendem Bewusstsein und einem liebevollen Annehmen von uns selbst gelingt es mit Sicherheit immer besser.

Weiter empfinde ich es als sehr wichtig, sich Zeit zu nehmen, um regelmäßig etwas Gutes für sich zu tun. Nimm Dir regelmäßig diese Zeit, um Dich zu verwöhnen. Einmal pro Woche, oder wenigstens einmal im Monat. In dieser Zeit tust Du nur das, was Dir Freude macht und Dir gut tut. Lesen, Musik hören, vielleicht auch Musik machen? Spazierengehen, wandern, schwimmen oder ein Bad nehmen... Dies ist Deine Zeit, die Du ganz für Dich nutzen darfst, weil Du es **wert** bist! Gönne Dir Zeit Dich zu entspannen und zu meditieren. Verwöhne Dich, in dem Du Dir eine Massage gönnst oder eine Selbstmassage Deiner Schultern machst. Vielleicht hast Du eine schöne Körperlotion, mit der Du Dich verwöhnen kannst...

Beginne Deinen Tag mit einem Lächeln. Schaue in den Spiegel und schenke es Dir selbst. Auch an Tagen, an denen Dir vielleicht nicht dannach ist, ziehe einfach die Mundwinkel nach oben und bringe wenigstens ein freundliches Grinsen zustande. Halte den Daumen hoch und sage „Ja" zu Dir und Deinem Spiegelbild.

Nimm Dir Zeit etwas Gutes für Körper, Geist und Seele zu tun.

Eine weitere schöne Idee ist es Dir Zeit zu nehmen, **Dich mit Dir** zu verabreden. Zünde Kerzen an. Mache Dir etwas gutes zum Essen. Gestalte die Zeit mit genauso viel Aufmerksamkeit, Vorfreude und Aufwand, als wäre sie für einen guten Freund, beziehungsweise für eine gute Freundin. Genieße die schönen Dinge, die Du für Dich selbst bereitet hast. Und schreibe Dir dabei auf, was Du besonders an Dir magst. Lies Dir dies laut vor und genieße diese positive Dusche an Wörtern immer und immer wieder. Feiere Dich. Einfach so, ohne besonderen Anlass, ohne Grund. Dies mag für Dich zu Beginn befremdlich oder vielleicht gar albern scheinen. Doch genau solche Selbstzuwendungen helfen dabei, sich mehr zu lieben und wertzuschätzen. Und zwar auch dann, wenn Du gerade nichts besonderes vollbracht oder erreicht hast. Ein gesunder Selbstwert ist nicht von ständiger Anerkennung und Erfolgen abhängig! Vielleicht lassen sich aus diesen Erkenntnissen kleine Affirmationen bilden, die Du Dir täglich ins Gedächtsnis rufen kannst. Such Dir den schönsten Satz aus, schreibe ihn auf und lege ihn Dir in Deine Gedlbörse oder an einen anderen markanten Ort an dem Du ihn immer wieder siehst. So verstärkt sich dessen Wirkung um ein Vielfaches. Die Zeit mit Dir sollte Dir sehr wichtig sein. Halte sie regelmäßig ein. Freue Dich darauf, Zeit mit Dir zu verbringen. Weitere Anregungen hierzu findest Du auch im fünften Kapitel „Energiequellen".

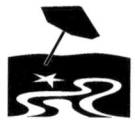

Ich bin nicht perfekt,
aber ich bin perfekt,
so wie ich bin.

Selbstliebe ist eine aktive, sich ständig weiterentwickelnde innere Haltung, die im Äußeren durch entsprechende Aussagen oder Handlungen sichtbar wird. Sie ist ein aktives Tun und kein passives Abwarten. Selbstliebe heißt jedoch nicht, dass ich alles für die Zukunft unverändert so lassen muss, wie es ist. Was ich ändern möchte und auch verändern kann, kann durchaus verändert werden, sofern es realistisch ist. Doch vor der Veränderung kommt zuerst die Annahme meines jetzigen Zustandes! Wenn ich eine emotionale Verletzung heilen möchte oder mich seelisch entwickeln will, ist es sinnvoll zu wissen, wo ich jetzt gerade stehe. Sonst gerate ich in einen inneren Konflikt und Kampf mit mir selbst und meine Lebenskraft bleibt dabei auf der Strecke.

Selbstliebe ist auch die Weigerung, zu mir selbst in einer verletzenden oder gar feindseligen Beziehung zu stehen. Es bedeutet, sich selbst ein guter Freund zu sein! Selbstliebe ist, mit mir fürsorglich und liebevoll umgehen, mir selbst Mutter zu sein, mir Geborgenheit und Schutz zu geben.

Selbstliebe bedeutet, dass ich meine Grenzen kenne und respektiere. Ich kenne weitestgehend meine Stärken und meine Schwächen. (Auf diese Themen gehen wir später noch weiter ein). Ich weiß was mir gut tut und was mir nicht guttut. Ich bin mir meiner Ängste bewusst und kenne meine Reaktionsmuster auf emotionale Verletzungen. Daher bin ich nicht mehr so anfällig für diese Reize und es fällt mir mit der Zeit leichter, den Zustand der Selbstliebe aufrecht zu erhalten. Wenn ich all dies lerne und in mein Leben integriere, fällt es mir leichter mich in mir zuhause zu fühlen. Durch die **Selbstliebe** in mir geborgen zu sein.

Es gibt nichts mehr, was ich im Außen suchen müsste. Alles, was ich benötige ist schon **in mir** vorhanden. Menschen, die mir nicht guttun, werden sich von mir lösen. Andere werden meine Nähe suchen, um an meinem Beispiel ihren eigenen Weg zu erkennen und zufrieden in sich zu ruhen.

Dann werde ich auch mein eigener Freund sein. Beziehungsweise: mir selbst Freundin sein. Wenn ich lerne, mich mit derselben Leidenschaftlichkeit zu lieben wie den Menschen meines Herzens ist für mich wahre Selbstliebe erreicht. Wie sagte schon Oscar Wilde?

Sich selbst zu lieben ist der Beginn einer lebenslangen Romanze.

Es geht nicht nur darum, hier und da einmal etwas Gutes für sich tun – sich etwas zu gönnen – sondern darum, sich um eine ernsthafte Begegnung mit sich selbst zu bemühen. Sich selbst wirklich kennenlernen zu wollen und einen aufrichtigen, **achtsamen** Umgang mit sich zu pflegen. Sich so um sich selbst so zu bemühen wie um einen Freund, eine Freundin oder wie um das eigene Kind. Sich selbst eine gute Freundin zu sein, bedeutet, sich selbst anzunehmen, so wie man ist. Vielleicht kennst Du Menschen, die weitgehend ein wohlwollendes, ausgewogenes Verhältnis zu sich selbst haben, die sich selbst lieben. Sie wirken in sich **ruhend, klar und kraftvoll** in ihrer Ausstrahlung. Aber es gibt sehr viel mehr Menschen als wir denken, die dieses nicht können. Und sie sind sich dessen nicht einmal bewusst. Denn Selbstablehnung ist nicht offensichtlich. Und auch bei denen, die sich selbst bereits so annehmen wie sie sind wird es hin und wieder Tage geben, an denen sie mit sich selbst nicht im Reinen sind. Sie können sich dann allerdings verhältnismäßig schnell und alleine wieder ins Lot bringen. Sollte dies nicht unser aller Ziel sein?

Man kann mit anderen nur so gut befreundet sein wie mit sich selbst.
Andreas Tenzer

In der **Selbstliebe** zu sein, beugt Angst vor: Angst vor Liebesverlust, Verlassenheitsangst, Existenzangst. Wenn wir uns mit uns selbst verbunden fühlen, können wir unsere eigene Stärke besser spüren und mehr Vertrauen aufbauen zu uns selbst und bezüglich der Lösung von täglichen Aufgaben und von Problemen.

Wir können lernen, uns selbst das richtige Maß an liebevoller Zuwendung zu geben, ohne deswegen egozentrisch zu sein. Das bedeutet: Wenn wir uns selbst kennen mit unseren guten, kraftvollen Seiten wie auch mit unseren Schwächen, wenn wir uns grundsätzlich so bejahen, wie wir sind, dann haben wir die Voraussetzung, Liebe in sehr viel beständigerer Form zu erfahren, als wenn wir sie von außerhalb erwarten. Wir können uns auf uns selbst verlassen. Wir sind nicht der Wechselhaftigkeit von anderen Menschen und von Situationen unterworfen.

Dadurch, dass nicht mehr das dringende Bedürfnis besteht, von anderen Menschen bestätigt zu werden, sind wir unabhängig und frei vom Urteil anderer und können dadurch den anderen in einer **offenen**, **authentischen** und **achtungsvollen** Weise begegnen. Wir sind auch weniger angreifbar und verletzlich. Das führt dazu, dass wir selbst liebesfähiger werden; dass wir selber mehr Liebe geben können ohne eine Gegenleistung zu erwarten.

So werden wir auf andere Weise geben und nehmen können als vorher: „Geben" ohne Erwartungen und Ansprüche und „nehmen" mit Dankbarkeit und Wertschätzung. Wenn wir die Vorteile von **Selbstliebe** anschauen, erkennen wir, dass Selbstablehnung keineswegs zu unterschätzen ist, gerade auch weil sie größtenteils unbewusst abläuft. Sie kann großen Schaden anrichten in unserem Leben und in unserer Umgebung. Selbstliebe führt zu Klarheit in uns selbst und zu Klarheit zwischen den Menschen, beugt Konflikten vor.

Liebe ich mich selbst, muss ich nicht verzweifelt woanders nach Bestätigung suchen, sondern habe sie in ausreichendem Maße in mir. Ich muss Anerkennung nicht mehr einfordern. Dadurch kann ich anderen Menschen Zuwendung und Achtung aus innerer Freiheit heraus geben, ohne sie unter Druck zu setzen und Gegenliebe zu fordern. Beziehungen werden entlastet. Es haben somit auch andere Menschen etwas davon, wenn ich klar bin in mir und mich selbst liebe.

Weil dies so wichtig ist, noch einmal: <u>Begegne ich mir selbst mit Güte und in Liebe, fällt die Liebe zum Nächsten leichter, denn sie wird authentischer.</u> Sie lässt Freiraum und ist befreiend für mich und für den anderen. Wer gut mit sich umgeht, ist mit seiner eigenen innersten Quelle verbunden. Er kreist nicht ständig um sich in krankhafter Suche nach Selbstbestätigung. Er entfaltet sich auch nach außen hin. Ohne die Fürsorge für sich selbst zu verlieren, hat er Freude daran, der Welt und anderen Menschen etwas zu geben.

Wenn ich Klarheit in mir selbst habe, dann kann ich zudem auf Anfeindungen, die ohne mein Zutun an mich herangetragen werden, mit Ruhe und Gelassenheit reagieren, ohne in den Gegenangriff zu gehen. Somit wird auch diese Konfliktspirale aufgelöst.

ॐ

Wir wollen unseren Weg zur Heldin mit Yoga und Pilates vollziehen. Aus diesem Grund nehme ich nun Die Yoga-Philosophie heran, denn sie bietet uns im Yoga-Sutra, dem Leitfaden des Yoga Möglichkeiten diese Güte und Liebe zu entwickeln. Folgendes ist darin zu lesen:
Brahmaviharas im Patanjali Yoga Sutra, Vers 1.33

1.33. मैत्री करुणा मुदितोपेक्षाणांसुखदुःखपुण्यापुण्यविषयाणां भावनातः चित्तप्रसादनम्‌ maitrī karuṇā mudito-pekṣāṇāṁ-sukha-duḥkha puṇya-apuṇya-viṣayāṇāṁ bhāvanātaḥ citta-prasādanam

> maitri = Freundlichkeit, Liebe, Empathie, Liebende Güte
> karuna = Mitgefühl, Wohlwollen, Hilfsbereitschaft
> mudita = Mitfreude, Frohsinn, Begeisterung,

Heiterkeit, positive Betätigung
upektsanam = Gleichgültigkeit, liebevolle
Gelassenheit, verstehender Gleichmut
sukha = Freude, Glück
duhkha = Leid, Elend
punya = Tugend, Erfolg, Verdienst
apunya = Laster, Mißerfolg, Sünde
visayanam = Ziele
bhavanatah = durch Kultivierung von
Haltungen, durch Verweilen in Gedanken
chitta = Verstand, das wandelbare Wesen des
Menschen. Geist + Gefühl
Prasadanam = Klärung, Läuterung, Harmonie,
Ruhe

"Der Geist wird duch die Entwicklung von Freund-lichkeit, Wohlwollen, Frohsinn und Gleichmut gegenüber Freude & Leid, Erfolg und Misserfolg klar." oder "Das Geist-Feld wird geklärt durch die Kultivierung von Empathie, Hilfsbereitschaft, Heiterkeit und Gelassenheit in Situationen von Freude & Leid, Erfolg und Misserfolg."

Diese genannten vier Punkte sind die zu kultivierenden Geisteshaltungen gegenüber **uns** und **anderen** und allgemein gegenüber allen Erfahrungen. Diese vier Zustände, Tugenden oder Einstellungen gilt es immer wieder bewusst zu machen und umzusetzen, in der Stille und vor allem in der Begegnung mit anderen. Wenn wir anderen begegnen und in Kommunikation gehen, sollten wir uns ganz auf den Moment einlassen, und authentisch aus dem Herzen heraus agieren. So schaffen wir ein Feld in dem Heilung geschehen kann. Man wertschätzt **sich und den anderen** vollkommen und verankert sich ganz mit dem Bewusstsein des Augenblicks. Liebe, Mitgefühl, Begeisterung und neutrale Akzeptanz kreieren dann ein Feld der Heilung. Helfen uns die Gefühle anzunehmen und auf eine leichtere Form mit ihnen umzugehen.

Deshalb noch einmal eine ausführlichere Bedeutung:
Maitri = Liebevoll und freundlich zuhören und wohlwollend akzeptieren wie der andere ist und was er sagt. Mit Anteilnahme und Wertschätzung sollten wir uns ganz öffnen in der Begegnung. Und so ist Maitri letztlich die Basis der andren drei Punkte. Entwickeln wir Maitri vollständig, schliessen wir Karuna, Mudita und Upeksa mit ein.

Karuna = Mitfühlend und Emphatisch wahrnehmen was ist und welche Botschaft gesendet wird. Feinfühligkeit in der Kommunikation entwickeln und Nachrichten zwischen den Zeilen lesen. Hier geht es vor allem Mitgefühl gegenüber dem Leiden anderer zu kultivieren und hilfsbereit zur Seite zu stehen.

Mudita = Uns mit dem anderen freuen, die schönen Momente des Lebens mit dem anderen teilen. Uns begeistern für den Enthusiasmus anderer. Es wird in der Spiritualität immer das Mitgefühl betont, dies gilt es aber nicht nur im Leiden, sondern auch im Freuen zu entwickeln.

Upeksa = Auf Einsicht basierter Gleichmut gegenüber dem was Geschieht. Also im Gespräch verständnissvoll Abstand halten und vergebungsvoll über etwas hinwegsehen. Nicht gleichgültig werden, sondern neutral beobachten und wohlwollend akzeptieren was ist.

Damit helfen wir jedem der uns begegnet, bei sich anzukommen und sich selbst zu akzeptieren, da wir diese Grundhaltungen **zuerst** bei **uns** entwickeln. So geht es dabei auch weniger um die Wirkungen auf andere, als vielmehr um eine Änderung des eigenen Geistes. Wir entwickeln ein ruhiges und friedfertiges Gemüt und können in der Meditation in die Tiefe gehen. Auch sind diese vier Punkte ein wunderbares Gegenmittel zu ungünstigen Geisteszuständen, oder den "Geistesgiften" und "Feinden des Yogi".

Maitri:
gegen Böswilligkeit und Hass sowie Widerstand gegenüber dem was ist

Karuna:
gegen schmerzhafte Zustände, Frustration und emotionale Kälte

Mudita:
gegen Leiden, Neid, Eifersucht und Mangel an Lebensfreude

Upeksa:

gegen Angst, Ablehnung, Verhaftung an Sinnesfreuden und falsche Identifikationen.

CZ&O

Hier ein Beispiel aus meiner eigenen Praxis um diese Tugenden zu kultivieren: (Metta ist dabei das Pali-Wort für Maitri)

Metta-Meditation

(Die folgenden Sätze können einfach gehört und innerlich aufgenommen werden, oder innerlich als Gedanken nachgesprochen werden, vielleicht magst Du auch Deine eigenen Formulierungen und Sätze benutzen.)

Nimm eine komfortable Position ein, fühle den Atem und eine Leichtigkeit im Körper. Wenn diese Übung gleich mechanisch oder sehr „aufgesetzt" wirkt, sei Dir dieser Empfindung bewusst. Es ist in Ordnung so zu fühlen... versuche den Sinn dieser Worte zu verinnerlichen und lasse entsprechende Gefühle daraus entstehen. Sollte nichts passieren, dann macht es nichts, die Intention, die Absicht hinter den Worten ist das Entscheidende.

Herz-Chakra

... bringe die Aufmerksamkeit zum Herzzentrum, in der Mitte des Brustkorbes auf Höhe des Herzens. Atme und spüre in diesen Bereich hinein.

... Möge ich frei von Angst, von Furcht und Ärger sein.

... Möge mein Herz mit Licht und Wärme erfüllt sein.

... Möge ich friedlich und gelassen sein.

... Möge ich all denen vergeben, die mir körperlich, verbal oder gedanklich Leid zugefügt haben.

... Mögen mir all jene vergeben, denen ich körperlich, verbal oder gedanklich Leid zugefügt habe.

... Möge eine liebevolle, mitfühlende Haltung sich in meinem Herzen ausbreiten.

... Möge ich glücklich sein.

Ganzer Körper

... dann weiten wir die Schwingungen der liebevollen Zuneigung über den ganzen Körper aus, erfüllen ihn mit Licht und Wärme.

... Möge ich gesund sein und voller Wohlbefinden und wenn da Schmerzen sind, möge ich sie mit Freundlichkeit und Liebe empfangen.

... Möge ich frei sein von Spannungen und Schmerzen, bzw. auch Ihnen gegenüber eine liebevolle und mitfühlende Haltung einnehmen.

... Mögeich ganz erfüllt sein, von Licht und Wärme, von stiller Freude und Wohlbefinden.

... Möge ich glücklich sein.

Über den Körper hinaus den Raum ausfüllend

... dann strahlen wir die Vibrationen und unsere freundlichen Wünsche in diesen Raum und wünschen allen hier Anwesenden Wohlergehen.

... Mögen die hier Anwesenden glücklich, zufrieden und frei sein von Leid, von Spannungen und Schmerzen.

... So wie ich glücklich und zufrieden sein möchte, so möchtest auch Du glücklich und zufrieden sein.

... Mögen wir frei von Angst, von Furcht und Ärger sein.

... Mögen unsere Herzen mit Licht und Wärme erfüllt sein.

... Mögen wir gesund sein und voller Wohlbefinden.

... Mögen wir friedlich und gelassen sein.

… Mögen wir glücklich sein.

… Mögen Licht und Wärme, liebevolle Güte und Mitgefühl diesen Raum erfüllen.

Über den Raum hinaus, bis die gesamte Welt umfasst wird – grenzenlos ausweitend

… dann denken wir an alle Menschen und Lebewesen, an die verschiedenen Gruppen und Nationalitäten, an Tiere, Insekten, an alles Lebendige. Alle tragen den Wunsch nach Glück und Zufriedenheit in sich.

… unbegrenzt, ohne Unterschied und weit wie offener Raum senden wir liebevolle Güte in alle Richtungen. Weit und offen wie der Himmel spendet unser Herz der Sonne gleich, allen Lebewesen Wärme und Licht.

… Mögen alle Lebewesen frei von Leid sein, Weite erfahren und glücklich sein.

… Mögen wir einander mit liebevoller Güte und Mitgefühl begegnen, jederzeit bereit zu vergeben, zu verzeihen.

… Mögen alle Lebewesen frei seinvon Spannungen und Schmerzen und mögen sie wahren Frieden und wahres Glück finden.

... verweile einige Momente in dieser Offenheit und Weite und gebe Dich der Stille hin.

... verweile im Hier und Jetzt mit stillem Gewahrsein.

అ∾ఈ

Diesen Weg zur Eigenliebe zu beschreiten, ist ein Prozess der Übung. Die äußeren Schichten der Selbstablehnung zu überwinden, können wir bewältigen, auch wenn es oftmals ratsam sein kann, dies mit professioneller Begleitung anzugehen. Wenn wir in uns selbst zu sehr verstrickt sind, kann es äußerst schwierig sein, sich allein daraus zu befreien. Wir gewinnen kostbare Lebenszeit, wenn wir uns helfen lassen. Die Überwindung der Selbstablehnung als Urphänomen bedarf der lebenslangen Aufmerksamkeit. Je mehr Übung wir jedoch haben, desto schneller können wir uns aus ihren Fängen befreien und wieder zu innerer Stabilität finden. Es gibt viele Hilfsmittel, mit denen wir uns schulen können, mehr in die Selbstliebe zu kommen. Wichtig ist vor allem, sich immer wieder dafür neu zu entscheiden, diese Aufgabe bewusst im Auge zu behalten; nicht nachzulassen mit unseren Bemühungen. Denn: leider ist es immer leichter, sich selbst abzulehnen als sich zu lieben, auch wenn wir uns dessen nicht bewusst sind.

Wenn ich dies verinnerlichen kann, werde ich insgesamt gelassener, entspannter, zufriedener, da ich ein gutes Empfinden für mich selbst entwickle – für meine Fähigkeiten als auch für meine eigenen Grenzen. Somit kann ich eindeutige Entscheidungen treffen, die nicht nur auf die Erfüllung äußerer Ansprüche ausgerichtet sind, sondern vor allem mich selbst berücksichtigen. Ich kann besser zu mir stehen und in einer mir angemessenen Weise reagieren. Ich bin die Heldin meines Lebens, sowohl zu meinem eigenen Wohl als auch zum Wohle anderer.

Mir selbst eine gute Freundin zu werden, kann dabei eine Weile dauern. Wir sollten Geduld mit uns haben, denn wenn zwei unterschiedliche Menschen sich kennenlernen, bedarf es auch oftmals einige Zeit bis sie vertraut und warm miteinander werden.

Ein Impuls:

Als ich mich selbst zu lieben begann, habe ich verstanden, dass ich immer und bei jeder Gelegenheit, zur richtigen Zeit am richtigen Ort bin und dass alles, was geschieht, richtig ist – von da an konnte ich ruhig sein. Heute weiß ich: Das nennt man VERTRAUEN.

Als ich mich selbst zu lieben begann, konnte ich erkennen, dass emotionaler Schmerz und Leid nur Warnungen für mich sind, gegen meine eigene Wahrheit zu leben. Heute weiß ich: Das nennt man AUTHENTISCH SEIN.

Als ich mich selbst zu lieben begann, habe ich aufgehört, mich nach einem anderen Leben zu sehnen und konnte sehen, dass alles um mich herum eine Aufforderung zum Wachsen war. Heute weiß ich, das nennt man „REIFE".

Als ich mich selbst zu lieben begann, habe ich aufgehört, mich meiner freien Zeit zu berauben, und ich habe aufgehört, weiter grandiose Projekte für die Zukunft zu entwerfen. Heute mache ich nur das, was mir Spaß und Freude macht, was ich liebe und was mein Herz zum Lachen bringt, auf meine eigene Art und Weise und in meinem Tempo. Heute weiß ich, das nennt man EHRLICHKEIT.

Als ich mich selbst zu lieben begann, habe ich mich von allem befreit, was nicht gesund für mich war, von Speisen, Menschen, Dingen, Situationen und von Allem, das mich immer wieder hinunterzog, weg von mir selbst.
Anfangs nannte ich das „Gesunden Egoismus", aber heute weiß ich, das ist „SELBSTLIEBE".

*A**ls ich mich selbst zu lieben begann,
habe ich aufgehört, immer recht haben zu
wollen, so habe ich mich weniger geirrt.
Heute habe ich erkannt: das nennt man „DEMUT".*

*A**ls ich mich selbst zu lieben begann,
habe ich mich geweigert, weiter in der
Vergangenheit zu leben und mich um meine
Zukunft zu sorgen. Jetzt lebe ich nur noch in diesem
Augenblick, wo ALLES stattfindet, so lebe ich heute
jeden Tag und nenne es „BEWUSSTHEIT".*

*A**ls ich mich zu lieben begann,
da erkannte ich, dass mich mein Denken
armselig und krank machen kann.
Als ich jedoch meine Herzenskräfte anforderte,
bekam der Verstand einen wichtigen Partner.
Diese Verbindung nenne ich heute
„HERZENSWEISHEIT".*

*W**ir brauchen uns nicht weiter vor
Auseinandersetzungen, Konflikten und
Probleme mit uns selbst und anderen
fürchten, denn sogar Sterne knallen manchmal
aufeinander und es entstehen neue Welten. Heute
weiß ich: DAS IST DAS LEBEN !*

*Charlie Chaplin an seinem
70. Geburtstag am 16. April 1959*

1.9 Was kann mir noch helfen, meine Selbstliebe zu fördern?

1. Indem ich mir die Grundeinstellung zu eigen mache: Ich bin in Ordnung – du bist in Ordnung. Wie oft machen wir uns über andere lustig, verurteilen sie und denken schlecht von ihnen? Es ist fast ein Gesetz, dass die Art und Weise, mit der wir andere Menschen behandeln – sei es real oder nur in Gedanken – auf uns selbst zurückschlägt. Wenn wir uns über andere Menschen lustig machen, dann gehe in der Regel auch davon aus, dass es andere Menschen mit Dir genauso machen. Und schon fühlst Du Dich verunsichert. Viel angenehmer und zudem besser für Dein Selbstbewusstsein ist es, wenn Du Dich und andere Menschen mit derselben positiven Einstellung und einem liebevollen Blick betrachtest. Denke daran: Jeder Mensch gibt immer sein Bestes.

2. Suche die Sicherheit in Dir selbst, nicht im außen. Wir sind es gewohnt, andere Menschen um ihre Meinung zu fragen. Wir orientieren uns an Vorschlägen anderer und hoffen durch den Rat anderer, das "Richtige" zu tun. Je mehr wir jedoch vermeintliche Sicherheit bei anderen suchen, desto abhängiger machen wir uns von dem Urteil anderer Menschen. Lerne viel mehr, Dir

selbst zu vertrauen. Gewöhne Dir an, die Entscheidungen, bei denen es nur um Dich selbst geht, unabhängig von anderen Menschen zu treffen und vielleicht auch mal entgegen der Ansicht anderer. Höre auf **Dein Bauchgefühl**, Dein inneres Wissen und lerne ihm zu vertrauen. Denn Du wirst es nie allen Recht machen können, wie die nun folgende Geschichte aus dem asiatischen Raum eindrucksvoll zeigt:

Der Esel, der Vater und der Sohn

Ein Vater zog mit seinem Sohn und einem Esel in der Mittagshitze durch die staubigen Gassen einer Stadt. Der Sohn führte und der Vater saß dabei auf dem Esel.

"Der arme kleine Junge", sagte ein vorbeigehender Mann. "Seine kurzen Beine versuchen, mit dem Tempo des Esels Schritt zu halten. Wie kann man nur so faul auf dem Esel sitzen, wenn man sieht, dass das Kind sich müde läuft?"

Der Vater nahm sich dies zu Herzen, stieg hinter der nächsten Ecke ab und ließ nun den Jungen aufsitzen. Es dauerte nicht lange, da erhob schon wieder ein Vorübergehender seine Stimme: "So eine Unverschämtheit! Sitzt doch der kleine Bengel wie ein König auf dem Esel, während sein armer, alter Vater nebenherläuft." Dies tat nun dem Jungen leid und er bat seinen Vater, sich mit ihm auf den Esel zu setzen.

"Ja, gibt es sowas?", sagte eine alte Frau. "So eine Tierquälerei! Dem armen Esel hängt der Rücken durch und der junge und der alte Nichtsnutz ruhen sich auf ihm aus. Der arme Esel!"

Vater und Sohn sahen sich an, stiegen beide vom Esel herunter und gingen neben dem Esel her. Dann begegnete ihnen ein Mann, der sich über sie lustig machte: "Wie kann man bloß so dumm sein? Wofür hat man einen Esel, wenn er einen nicht tragen kann?"

Der Vater gab dem Esel zu trinken und legte dann die Hand auf die Schulter seines Sohnes. "Egal, was wir machen", sagte er, "es gibt immer jemanden, der damit nicht einverstanden ist. Ab jetzt tun wir das, was wir selber für richtig halten!" Der Sohn nickte zustimmend.

(Aus dem Buch „Der Kaufmann und der Papagei" von Nossrat Peseschkian, leicht geändert.)

Wenn Du damit beginnst, auf Dich selbst und Deine innere Stimme zu hören, hast Du den besten Ratgeber der Welt, denn niemand kennt Dich so gut, wie Du Dich selbst kennen kannst, wenn Du Dich auf Dich einlässt. Du kannst offen sein für Anregungen von außen, aber lasse es Dir nicht nehmen, die Entscheidungen für Dein Leben selbst zu treffen. Wenn wir den Mut zu dieser Art der Eigen-verantwortung finden, spüren wir die Heldin in uns, die voller Vertrauen ihren Weg geht.

Selbstliebe setzt voraus, dass wir uns annehmen wie wir sind. Uns unserer unbewussten Selbstablehnung die nun ausführlich erläutert wurde, bewusst werden und auch diese Seite annehmen und integrieren. Hierzu einige Gedanken.

1.10 Selbstannahme

Zunächst eine Zusammenfassung, der erläuterten Punkte. Mich selbst anzunehmen bedeutet unter anderem:

- meinen Körper, meine Seele, meinen Geist und ihre Bedürfnisse so weit wie möglich kennen und lieben zu lernen
- das für mich zu tun, was ich auch für meine Freunde und Kinder tun würde
- mich selbst mit gütigen Augen zu betrachten
- Geduld mit mir zu haben
- hinter mir zu stehen
- mich nicht hängen zu lassen
- Liebe zu wagen
- Konflikte zu riskieren, wenn es darauf ankommt
- auf dem Boden zu bleiben
- Wunden in mir anschauen und zu heilen versuchen

- das Nichtgelungene, das schuldhaft Vertane, das Nichtgemachte irgendwann einmal gut sein zu lassen
- ehrlich zu mir zu sein
- weniger vor mir selbst davonzulaufen
- realistisch nicht zu viel und nicht zu wenig von mir zu erwarten

Was ich hierfür tun kann:

- Die Stimme des inneren Kritikers zu identifizieren und die Glaubenssätze, die er vermittelt, zu hinterfragen.
- Auf gute Gefühle zu achten. Neben aller Selbstkritik können wir auch immer gute Gefühle in uns finden. Suchen wir bewusst nach ihnen.
- Nach den eigenen Stärken suchen; sie sich bewusst machen.
- Frieden schließen mit den Schattenseiten; nehmen wir die eigenen kleinen Fehler mit Humor.
- Es ist wertvoll und hilfreich vor dem Schlafengehen den Tag Revue passieren zu lassen und die Dinge aufzuzählen, die uns gelungen sind, die uns Freude gemacht haben und für die wir dankbar sein können, dass sie in unserem Leben sind (auch wenn es nur kleine Alltäglichkeiten und "Selbstverständlichkeiten" sind).

- Stelle Dir folgende Fragen und schreibe die Antworten in Dein Buch: Wo gibt es Situationen, in denen ich zufrieden mit mir bin oder stolz auf mich sein kann? Worin hatte ich Erfolg, obwohl die Angelegenheit schwierig war? Was habe ich an Schwerem durchgestanden? Was tue ich für andere, das ich für mich selbst nicht tue? Wie viel Verständnis bringe ich für mich selber auf? Tue ich hinreichend das, von dem ich weiß, dass es gut für mich wäre?

- Von Selbstannahme träumen: Ich male mir immer wieder aus, wie es wäre, wenn ich mich selbst mehr lieben würde. Ich stelle mir direkt die Frage: "Wenn ich mich selbst mehr lieben würde, dann ..." und lasse dazu Antworten ganz entspannt in mir aufsteigen. Die Ergebnisse schriftlich festzuhalten macht sie greifbarer.

- Sage Dir: „Ich bin echt" (Authentizität) „Ich bin, wie ich bin, und das ist es, wie ich bin." Je mehr wir lernen, uns selbst zu akzeptieren, desto wahrhaftiger, echter, authentischer werden wir. Wir zeigen uns also immer öfter, wie wir sind. Ohne uns dafür zu schämen, dass wir sind, wie wir sind. Wir haben kein Bedürfnis mehr, uns zu verstecken.

Und wir können dann immer öfter sagen: „Was du von mir denkst, das ist dein Problem und nicht meines." Echtheit ist eine Folge von Selbstannahme. Das Ganze funktioniert aber auch andersherum. Wenn ich mich bewusst traue, mich zu zeigen, wie ich bin, wächst dadurch meine Selbstannahme. Auch wenn ich noch nicht ganz im Reinen mit mir bin. Selbst wenn ich mich ein bisschen für meine Fehler und Makel und Schwächen schäme.

Diesen letzten Punkt nennt man das „So tun als ob"-Prinzip. Wenn Du so tust, als ob Du Dich traust echt und wahrhaftig zu sein, dann zieht Deine Selbstannahme nach und Du lernst Dich immer mehr und mehr zu akzeptieren. Diesen Punkt werde ich auch noch einmal als Tipp im nächsten Kapitel vorschlagen. Der Trick dabei ist, ganz langsam zu starten. Zeige Dich zuerst nur ganz ausgewählten Menschen denen Du vertraust. Stehe zu Deinen Ängsten, Schwächen, Fehlern und zu den Dingen, die Du Dir manchmal anders wünschen würdest. Sprich über Deine Scham und Deine Verletzlichkeit. Du wirst sehen, wie schnell Du eine neue Verbundenheit zu Deinem Gegenüber spürst, die Du vielleicht vorher noch nicht erlebt hast. Das Teilen der eigenen Verletzlichkeit schafft eine Verbindung, die tiefer nicht sein kann. Aber wie gesagt: Starte hier mit vertrauenswürdigen Personen. Und je öfter Du dazu stehst, wie Du bist, desto größer wird auch Deine Selbstannahme.

Eine andere Möglichkeit ist es, eine Liste mit allen Dingen zu machen, die Du nicht an Dir magst. Schreibe alles auf. Das kann für sich alleine genommen sehr reinigend sein. Und dann sortiere die Liste einmal so, dass die am wenigsten schlimmen Dingen oben stehen und nach unten hin dann die schlimmeren kommen. Übe Dich darin, immer mehr und mehr zu den Dingen vom Anfang der Liste zu stehen. Gebe offen zu, dass Du so bist, wie bist. Stehe immer mehr dazu. Wenn Du in einem Gespräch, bemerkst, dass jemand mit sich hadert, sage immer öfter: „Ja, das ist bei mir auch so." Zumindest wenn Du mit der gleichen Sache haderst und diese Schwäche teilst. Dann wirst Du auch bemerken, wie viele Menschen an den gleichen Dingen Probleme haben. Gemeinsamkeit und Verbundenheit schafft hier einen wunderbar heilenden Effekt. Zeige Dich also immer öfter und in kleinen Schritten, wie Du bist. Stehe zu Deinen Ängsten. Sage, wenn Dir etwas unangenehm ist. Oder anders gesagt: Werde immer echter, wahrhaftiger und authentischer. Ganz gezielt. Das erfordert Mut. Dieser Mut wächst, desto mehr Du Deine innere Heldin erkennst. Du wirst dann auch sehen, dass Du Dich dadurch immer besser annehmen kannst. Zudem wirst Du mehr Respekt von den Menschen ernten, auf die es wirklich ankommt. Ein weiterer, nicht zu vergessender Punkt, den wir nicht außer acht lassen dürfen, wenn wir uns selbst wirklich lieben und annehmen:

1.11 Bedürfnisse

Erlaube Dir selbst, Bedürfnisse zu haben. Sorge für Dich selbst und sage Dir: „Ich habe die guten Dinge im Leben verdient."

Wir Menschen haben alle unsere Bedürfnisse, sich dies nicht einzugestehen, heißt ein Teil von uns zu unterdrücken. Ihn **nicht** anzunehmen.

<u>Zu den Bedürfnissen zählen:</u>

●das Bedürfnis nach Liebe, Miteinander, Austausch und Verbundenheit
●das Bedürfnis nach physischer und emotionaler Sicherheit
●das Bedürfnis nach Wohlergehen und Wohlstand
●das Bedürfnis, dass das, was wir tun, funktioniert und ein gutes Ergebnis bringt (auch Erfolg genannt
●das Bedürfnis nach Freiheit, Wahlmöglichkeiten und Selbstbestimmung

Wir alle unterscheiden uns in unseren Bedürfnissen. Die einen haben ein ganz großes soziales Bedürfnis, während anderen eher ihre Freiheit wichtig ist. Sie wissen: Wir sind alle anders. Aber auch nicht so viel anders. Es ist jedenfalls nicht schwer, jemanden zu finden, der die gleichen Bedürfnisse hat wie ich. Sie zu haben ist kein Problem. Ein Problem wird es, wenn wir uns unsere Bedürfnisse nicht erlauben. Wenn wir <u>nicht glauben,</u>

die guten Dinge wie Liebe, Wohlergehen oder Selbstbestimmung verdient zu haben.

Viele Menschen haben große Schwierigkeiten, für sich, ihre Wünsche und ihre Interessen einzustehen. Meistens liegt das daran, dass sie glauben, „sie wären nicht gut genug" für diese Dinge. Und hier kommt die gute, aber auch gleichzeitig schwierige Nachricht:

Es gibt nur einen einzigen Menschen, der Dir die Erlaubnis geben kann, sich die guten Dinge im Leben zu nehmen. Dieser Mensch bist Du selbst!

Sich selbst die Erlaubnis für die guten Dinge zu geben, ist meistens eine Reise mit vielen kleinen Schritten, auch einigen Rückschritten, aber wenn Du dranbleibst wirst Du irgendwann ankommen. Und es lohnt sich, weil das Ziel der Reise wertvoll und lebensdienlich für Dich ist.

Der erste Schritt könnte sein, Deine Bedürfnisse erst einmal wahrzunehmen. Fragen Dich öfters: Was genau brauche ich eigentlich gerade? Ist es Ruhe, Geborgenheit, Unterhaltung? Was genau ist es, das ich jetzt brauche? Dann frage Dich: „Darf ich mir dieses Bedürfnis jetzt erfüllen?" Versuche immer öfter mit „Ja" zu antworten. Erlaube Dir die guten Dinge, die Du brauchst. So oft es möglich ist.

- Seine Bedürfnisse zu akzeptieren heißt gleichzeig seinen **Selbstwert** zu steigern. Denn ich bin es mir **wert** meine Bedürfnisse zu erfüllen. Wie in der Überschrift des Kapitels eingeleitet, ist dies nun unser nächster Schritt auf dem Weg zur Heldin:

1.12 Selbstwert

<u>Eine Definition:</u> Unter Selbstwert (auch: Selbstwertgefühl, Selbstwertschätzung, Selbstachtung, Selbstvertrauen, oder unpräziser: Selbstbewusstsein, Eigenwert, umgangssprachlich auch Ego) versteht die Psychologie die Bewertung, die man von sich selbst hat. Das kann sich auf die Persönlichkeit und die Fähigkeiten des Individuums, die Erinnerungen an die Vergangenheit und das Ich-Empfinden oder auf das Selbstempfinden beziehen. Äußere Faktoren können das Selbstvertrauen prägen, wenn bei bestimmten Anforderungen hinreichend objektive Gründe gegeben sind, wie zum Beispiel Methodenkompetenz, ausreichende Kenntnisse oder Erfahrungen, wiederholte Tätigkeiten in ähnlichen Situationen oder Ähnliches.

Den eigenen Selbstwert steigern oder zumindest die Wahrnehmung davon ist in den Augen vieler auch die Steigerung von Selbstvertrauen oder Selbstbewusstsein. Doch Selbstwert steigern beschreibt die Fähigkeit in einer anderen, besseren Art und Weise an „sich selbst" und seinen **eigenen Wert** zu glauben und diesen weiter zu entwickeln. Durch das Selbstwert steigern erfahren wir Möglichkeiten wie wir uns selbst in diversen Situationen pushen können. Genauso fühlen wir uns besser und stärker durch die Bestätigung anderer Menschen, also von außen.

Gehen Menschen Ihren Zielen nicht nach, so liegt es entweder am fehlenden Glauben es auch schaffen zu können oder an mangelnder Motivation. Diese wiederum kann durch Versagensangst entstehen oder auch durch die Überzeugung es schlicht nicht **wert** zu sein ein bestimmtes Ziel zu erreichen. Motivation benötigt in der Regel Selbstvertrauen.

An sich selbst zu glauben und den eigenen Selbstwert steigern ist so etwas wie Dein Geburtsrecht! Um die Aufgabe Selbstwert steigern effektiv anzugehen, haben wir nun bereits die Selbstannahme besprochen. Du kannst nur Deinen Wert steigern, wenn Du Dich selbst annimmst. Wenn dies nicht der Fall ist, so bedeutet es, dass Du Teile von Dir abstößt oder ablehnst. Dies ist wiederum eine sehr schlechte Voraussetzung, um den eigenen Selbstwert zu steigern.

Wenn ein Mensch weiß, wer er ist, hat er keine Angst, verschlungen zu werden. Wenn er über Selbstvertrauen und Selbstwertgefühl verfügt, hat er keine Angst, verlassen zu werden.
— John Bradshaw

<u>Was können wir dafür tun?</u>

1. Verändere Deinen Fokus

Hören damit auf Dich auf das zu konzentrieren was nicht funktioniert, was Dir fehlt oder was Dich in irgendeiner Art und Weise runterzieht. Der einfachste Weg ist, dass Du Dich auf das konzentrierst wofür Du dankbar bist, die Dinge, die gut laufen und worüber Du Dich freust. Versuche jedesmal, wenn Du Dich selbst dabei ertappst in die negative Richtung zu denken, diese Gedanken zu unterbrechen und Dich ganz bewusst auf positive Aspekte auszurichten. Wie schon beim inneren Kritiker vorgeschlagen, so kannst Du auch hier die „STOPP-Meditation" anwenden.

2. Nimm Herausforderungen an

Um den eigenen Selbstwert zu steigern solltest Du Dir Möglichkeiten suchen, die dieses Vorhaben auch unterstützen. Suche nach Gelegenheiten, die Dich herausfordern und nimm diese an, mit dem Wissen, dass es Dir hilft Deinen Selbstwert zu steigern. Probiere etwas Neues aus, etwas was Du noch nie gemacht hast. Lerne etwas dazu, vielleicht eine Sprache oder ein Instrument. Es ist nie zu spät.

Und...

3. Höre niemals auf zu lernen.
Je mehr Du lernst, desto mehr verstehst Du, wie Du bestimmte Situationen handhaben kannst. Dies beinhaltet verständlicherweise auch das Lernen über sich selbst (inklusive des Selbstwert steigern). Lies viel, besuche Seminare oder nimm an Workshops teil. Je mehr Du

herausfindest und entdeckst, desto mehr neue Dinge wirst Du an Dir selbst entdecken und auch schätzen lernen. Dein Selbstwert steigt dann ganz automatisch. Dies ist eine interessante Kettenreaktion wenn es um Selbstwert steigern geht: Je mehr Du darüber weißt wie Du selbst und andere arbeiten, desto geeigneter kannst Du in entsprechenden Situationen reagieren. Je mehr Du die Fähigkeiten dazu besitzt, desto mehr wirst Du sie wahrscheinlich anwenden und Du wirst „weiser". Und genau diese Weisheit erlaubt es Dir auch Deinen gesteigerten Selbstwert wahrnehmen zu können.

"Niemand kann dir ein Minderwertigkeitsgefühl aufzwingen ohne deine Bereitschaft dazu."

4. Lebe nach Deinen eigenen Erwartungen. Ohne klare Ziele und klaren Fokus passiert es schnell, dass Du nicht nach Deinen eigenen Erwartungen lebst, sondern nach den Erwartungen anderer Menschen, dies ist eine traurige Erfahrung. Du kannst Deinen eigenen Selbstwert nicht steigern, wenn Du versuchst die Ziele anderer Menschen zu erreichen. Es ist einfach nicht Deine Aufgabe, die Erwartungen anderer zu befriedigen. Zudem ist es auch nicht möglich, wie die Geschichte mit dem Esel deutlich gezeigt hat. Es ist jedoch wichtig Deinen eigenen Zielen und Träumen nachzugehen und Erwartungen an Dich selbst zu haben.

5. Keine Vergleiche zu anderen.

„Das Vergleichen ist das Ende des Glücks und der Anfang der Unzufriedenheit."

Søren Aabye Kierkegaard

Achte auf Deine Erscheinung, Deine Talente und Fähigkeiten, Deine Persönlichkeit und Deine Stärken. Dies wird das Vertrauen in Dich selbst und somit Deinen Selbstwert ganz natürlich steigen. Beginnst Du jedoch Dich selbst mit anderen Menschen zu vergleichen, stellst Du schnell fest, dass es immer jemand gibt der hübscher, besser, stärker, intelligenter, freundlicher usw. ist. Und natürlich schlägt das negativ auf Deinen eigenen Selbstwert. Aber vergiss nicht, es gibt auch immer jemand, der ärmer, schlechter, schwächer,... ist als Du. Auch hierzu gibt es eine amüsante Geschichte aus dem asiatischen Raum:

Eines Tages nahm ein Mann seinen Sohn mit aufs Land, um ihm zu zeigen, wie arme Leute leben. Vater und Sohn verbrachten einen Tag und eine Nacht auf einer Farm einer sehr armen Familie. Als sie wieder zurückkehrten, fragte der Vater seinen Sohn: "Wie war dieser Ausflug?" "Sehr interessant!" antwortete der Sohn. "Und hast du gesehen, wie arm Menschen sein können?" "Oh ja, Vater, das habe ich gesehen." – "Was hast du also gelernt?" fragte der Vater. Und der Sohn antwortete: "Ich habe gesehen, dass wir einen Hund haben und die Leute auf der Farm haben vier. Wir haben einen Swimmingpool, der bis zur Mitte unseres Gartens reicht, und sie haben einen See, der gar nicht mehr aufhört. Wir haben prächtige Lampen in unserem Garten und sie haben die Sterne. Unsere Terrasse reicht bis zum Vorgarten und sie haben den ganzen Horizont." Der Vater war sprachlos. Und der Sohn fügte noch hinzu: "Danke Vater, dass du mir gezeigt hast, wie arm wir sind."

Verfasser unbekannt

Sei Dir bewusst, dass Du alles hast, was Du brauchst, um Deine Ziele zu erreichen. Es wird immer Menschen geben, die etwas besser können, mehr haben oder anders sind als Du. In der Kombination ist jedoch kein Mensch wie Du. Du kannst selbst wählen wer Du sein möchtest, indem Du beginnst so zu handeln. Zu anderen bewundernd aufzuschauen und sich ein Vorbild zu nehmen, ist völlig in Ordnung und kann helfen Dich zu inspirieren. Für dieses Buch habe ich mir ja ebenfalls ein Vorbild gewählt. Wir sollten es aber nicht verwenden, um uns zu kritisieren, sonst sind wir auf dem falschen Weg. Bewunderung ist erlaubt, aber Du solltest nicht in Ehrfurcht erstarren.

6. Wer umgibt Dich? Deine Umwelt und ganz speziell die Menschen um Dich herum spielen eine wichtige Rolle, was die Einflüsse in Deinem Leben angeht. Solltest Du von Menschen umgeben sein, die ständig nur kritisieren und negativ denken oder etwas auszusetzen haben, so kostet Dich das Energie. Diese Menschen sind Energie-Vampire! Sobald Du jemanden als einen Energie-Vampir identifiziert hast, gibt es drei Möglichkeiten, wie Du damit umgehen kannst:

- Du streichst die Person ganz aus Deinem Leben
- Du minimierst den Kontakt auf das Nötigste (wenn ein Streichen nicht möglich ist)
- Du sprichst mit der Person bzw. sprichst das Problem an

Sollte es nicht möglich sein, sich von diesen Menschen zu distanzieren, so bedenke bitte folgendes:

- Worte sind lediglich ausgesprochene Meinungen (deren Meinungen)
- Meinungen sind keine Fakten!
- Diese Dinge habe nichts mit Dir zu tun, lerne also sie nicht persönlich zu nehmen.

Im Gegensatz dazu ist es natürlich eine gute Idee sich ein Umfeld zu schaffen mit Menschen, die Dich unterstützen und die Dir helfen Dich positiv weiterzuentwickeln. Es gibt keinen Grund dafür den Groll und die Negativität anderer dauerhaft auszuhalten.

7. Mache eine Liste. Eine weitere Möglichkeiten Deinen Selbstwert zu steigern ist es, dass Du damit beginnst, Dir eine zu Liste machen mit all den Dingen, die Du in Deinem Leben bereits erreicht hast. Diese Liste solltest Du ständig erweitern. Mit der Zeit trainierst Du dadurch Deinen Verstand Errungenschaften anzuerkennen und negative Dinge auszublenden oder damit umgehen zu können.

CR&O

Den eigenen Selbstwert zu steigern ist wie die Pflege einer Pflanze. Gerade zu Beginn musst Du Dich viel darum kümmern und dabei sowohl sehr aufmerksam als auch vorsichtig sein. Je mehr die Pflanze wächst und sich verwurzelt, desto fester und robuster wird sie dann gegen Einflüsse von außen.

Bedenke immer, dass das Geheimnis wirklich starker Heldinnen darin liegt, dass sie ihren Wert kennen. Sie haben Strategien erlernt, wie sie in persönlichen Tiefs und in Konfliktsituationen für sich und für ihr inneres Gleichgewicht sorgen können.

Diese wichtige Anregung beruht auf einer erstaunlichen Erkenntnis. Weitere vorne im Text haben wir uns bereits mit unserem inneren Kritiker befasst. Er bombadiert uns den lieben langen Tag mit Tadel und Vorwürfen. Ohne dass wir es wirklich merken, kommentieren wir in Gedanken alle unsere Handlungen. Das Gefährliche dabei ist, dass wir genau diesen Mechanismus für selbstverständlich halten, falls wir ihn überhaupt wahrnehmen. Dieser innere Kritiker ist leider ein ganz pingeliger Perfektionist. Er ist mit fast keiner unserer Tätigkeiten wirklich zufrieden. Alles und jedes könnten wir seiner Ansicht nach noch ein wenig besser machen, wir könnten schneller sein oder fehlerlos. Wir könnten netter sein oder entschlossener, nur ja nicht so, wie wir nun mal sind. Sobald wir diesen inneren Kritiker entlarven, haben wir einen wichtigen Schritt auf dem Weg zu unserer

Selbstwertschätzung geschafft. Machen wir wirklich alles ein bisschen zu langsam, zu schlecht, zu falsch? Welches Weltbild steckt denn dahinter?

Das beste, was wir hier machen können ist, **Lob** dagegen zu setzen und zwar so oft wie möglich. Gewöhne es Dir an, Dich bei gelungenen Aktionen ausdrücklich selbst zu loben. Das kann in Gedanken geschehen, allerdings ist die Wirkung noch besser, wenn Du Dich laut lobst, entweder allein oder sogar vor anderen. Immer wieder, gerade auch bei den vielen Kleinigkeiten, die Du den ganzen Tag über erledigst. Du hast die Wäsche gebügelt? Du hast mit Liebe für Deine Familie gekocht? Freue Dich darüber, und genieße Dein Eigenlob. Setzte die Brille der positiven Sichtweise auf, nicht nur anderen gegenüber, sondern vor allem gegenüber Dir selbst. **Klopfe Dir auf die Schulter** und sage dazu: „das hast Du sehr gut gemacht". Hierbei setzt Du zu den Worten zugleich einen körperlichen Impuls.

Der Selbstwert, den wir durch diese Sichtweise erhalten, bildet ein zentraler Pfeiler für ein kraftvolles und gutes Leben. Und wenn wir uns selbst mögen, dann können wir Schwierigkeiten einfacher bewältigen, weil das Fundament stimmt.

Zum Abschluss nochmal eine kleine Geschichte:

Der Blumentopf

Tang war ein kleiner Handwerker in einem Königreich im Orient. Er bearbeitete Kupfer und schuf wunderbare Werkzeuge, die er auf dem Markt verkaufte. Er war glücklich mit seinem Leben und hatte ein gutes Selbstwertgefühl. Er wartete nur darauf, endlich der richtigen Frau zu begegnen.

Eines Tages verkündete ein Abgesandter des Königs, dass der König demjenigen seine Tochter zur Frau geben würde, der das beste Selbstwertgefühl habe. Als der Tag kam, begab sich Tang ins Schloss und fand sich mitten unter Hunderten von jungen Anwärtern.

Der König sah sich alle an und befahl seinem Kämmerer, jedem Anwesenden fünf Blumensamen zu geben. Er sagte ihnen, sie sollten im Frühling mit einem Topf wieder kommen, in dem sie die Blumen aus diesen Samen gezogen hatten.

Tang setzte die Samen in die Erde, kümmerte sich sorgfältig um sie, aber nichts geschah. Keine Sprossen, keine Blumen. Als der Tag kam, nahm er seinen Topf ohne Blumen und ging damit ins Schloss. Rund um ihn herum waren Hunderte Männer mit wunderbar blühenden Blumen in Töpfen. Die Männer machten sich über Tang und seinen leeren Topf lustig.

Der König befahl, dass jeder Mann ihm seinen Topf zeigen solle. Tang trat etwas eingeschüchtert vor den König: „Keiner der Samen ist gesprossen, Majestät", sagte er. Der König antwortete: „Bleibe hier bei mir, Tang.“

Nachdem die Männer dem König ihre Töpfe gezeigt hatten, schickte er alle nach Hause ausser Tang. Er verkündete dem ganzen Königreich, dass Tang und seine Tochter vor dem nächsten Sommer heiraten würden. Es war ein grossartiges Fest! Tang und die Prinzessin verliebten sich mehr und mehr ineinander. Sie lebten sehr glücklich.

Eines Tages fragte Tang den König, seinen Schwiegervater: „Majestät, warum haben Sie mich zum Schwiegersohn gewählt, obschon meine Samen nicht gesprossen sind?“ Der König antwortete: „Weil sie nicht spriessen konnten. Ich hatte sie eine ganze Nacht lang in heissem Wasser gekocht! Du warst der einzige, der so viel Selbstwertgefühl und Wertschätzung für die anderen hatte, um ehrlich zu sein! Einen solchen Mann wollte ich als Schwiegersohn."

CR&O

Ein gutes Selbstwertgefühl bildet das Fundament jedes Selbstvertrauens. Denn umso besser Dein Selbstwertgefühl, umso stärker ist auch Dein Selbstvertrauen. Hier noch einmal der Unterschied zwischen Selbstwertgefühl und Selbstvertrauen:

<u>Selbstvertrauen</u> bedeutet = Ich vertraue mir selber, dass ich bestimmte Dinge kann.

Selbstwert ist der Wert, den ich mir in meinem Kern zuschreibe.

Beim Selbstwertgefühl geht es somit um Deinen Kern, darum, wer du bist, in deinem tiefen Inneren.

Die Relation zwischen Selbstvertrauen und Selbstwertgefühl kannst Du Dir auch so vorstellen: Selbstvertrauen verhält sich zu Selbstwert wie ein Ast zum Stamm eines Baumes. Ohne einen starken Stamm, oder eine gute Basis (Selbstwert) gibt es keine blühenden Äste (starkes Selbstvertrauen). Umso stärker und gesünder der Stamm, umso kräftiger und saftiger die Äste.

Noch einmal: Selbstwert ist der Wert, den Du Dir selbst als Person zuschreibst. Dieser Selbstwert bildet die Basis Deines Selbstvertrauens um das es nun im nächsten Kapitel gehen wird.

2. Selbstvertrauen und Selbstbewusstsein entwickeln

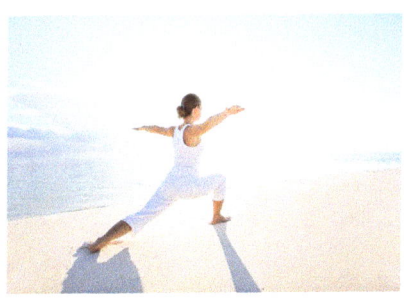

Wir lernen als Heldin voller Vertrauen unseren Weg zu gehen, indem wir unser Selbstvertrauen stärken und Selbstbewusst werden.

> *Alles, was man im Leben braucht, sind Ignoranz und Selbstvertrauen.*
> *— Mark Twain*

Ein weitere Tugend der Heldin ist das Vertrauen. In sich selbst und in ihren Weg. Dieses zu entwicklen, wollen wir im nun folgenden Kapitel angehen. Den Heldinnen mit Selbstvertrauen gehen einfacher durch's Leben. Sie denken nicht ständig über alles mögliche nach, sondern tun die Dinge einfach. Sie packen das Leben an und formen es nach ihren Wünschen, anstatt vom Leben oder ihrer Umgebung geformt zu werden. Sie hinterfragen verbreitete Meinungen und suchen sich lieber ihren eigenen

Weg. Sie vertrauen sich selbst und stärken so ihr Selbstvertrauen

Was kann man tun, um das eigene Selbstvertrauen – das Vertrauen in sich selber – aufzubauen? Mein Vorschlag ist es zuerst zu lernen, sich wieder zu spüren. Dies hat zudem den Effekt, dass man gleichzeitg auch seine (äußeren) Grenzen besser wahrnimmt und sich dadurch „abzugrenzen" lernt. Hierzu ein paar kleine Übungen, die ich auch gerne in meinem Unterricht verwende:

Spürübungen aus Yoga & Pilates:

3.   Lege Dich auf Deine Matte. Die Beine aufgestellt, die Arme neben dem Körper. Gehe mit Deiner Wahrnehmung in den Beckenboden und versuche Dir vorzustellen, dass dieser wie ein Tuch im Becken aufgespannt ist. Nun ziehst Du in der Mitte daran, so dass sich die Enden aufeinander zubewegen. Mache dies drei bis viermal und spüre dann nach.

4.   Bleibe mit der Wahrnehmung im Beckenboden und stelle Dir vor, dass sich jetzt die Sitzbeinhöcker aufeinander zubewegen, dadurch entsteht Tonus auf dem Beckenboden.

5.   Nun beginne sanft Dein Becken nach vorne und hinten zu kippen und spüre wie die Auflage des Rückens sich verändert. Nimm auch hier

wahr, dass der Beckenboden Tonus erhält, wenn das Becken nach hinten gekippt ist.

6.　　　　Winkle die Beine an, lege die Hände auf die Knie auf und kreise über Dein Kreuzbein. Wechsle immer mal wieder die Richtung. Dann stelle die Beine wieder auf. Spüre nach.

7.　　　　Ziehe die Schultern nach oben zu den Ohren und lasse dann die Schulterblätter am Rücken entlang tief Richtung Gesäß gleiten. Schaffe Abstand zwischen Schultern und Ohren. Mach dies einige Male und nimm wahr, ob sich die Schultern nun vielleicht leichter, gelöster anfühlen.

8.　　　　Bewege Deinen Kopf nach rechts. Von hier zurück zur Mitte und dann langsam wieder nach links. Nimm wahr, wie sich die Auflagefläche des Kopfes verändert.

9.　　　　Am Ende spüre in den gesamten Körper. Wie liegt er auf? Wie fühlen sich die Schultern und der Rücken an?

ଔ　ଖ

Eine weitere Spürübung: Der Bodyscann

Nimm Dir ein paar Minuten Zeit, in der Du Dich nur mit Deinem Körper und seinen Empfindungen beschäftigt. Lege Dich gemütlich auf Deine Yoga-Matte oder setze Dich auf einen bequemen Stuhl. Ganz gleich, welche Position Du wählst, mache es Dir so angenehm wie möglich, damit Dein Körper loslassen kann. Schließe die Augen, und nimm bewusst den Kontakt Deines Körpers zur Unterlage wahr. Dann richte Deine Aufmerksamkeit auf Deinen Atem. Spüre ihn. Vielleicht kannst Du das Ein- und Ausströmen fühlen oder wahrnehmen, wie sich Dein Bauch nach vorne wölbt und wieder nach innen sinkt. Während Du auf Deinen Atem achtest, bemerkst Du vielleicht, dass Dir noch einige Gedanken durch den Kopf gehen. Das macht nichts. Lasse diese einfach weiterziehen und bringe Deine Aufmerksamkeit zurück zum Atem. Nach ein paar Atemzügen kannst Du nun mit dem eigentlichen „Body-Scan" beginnen.

○ Gehe mit Deiner Aufmerksamkeit zu Deinen Füßen, und erspüre, was Du dort gerade wahrnehmen kannst. Vielleicht spürst Du den Kontakt Deiner Fußsohlen zum Boden. Hast Du warme oder kalte Füße? Was gibt es sonst noch zu spüren?

○ Gehe nun ganz bewusst zu Deinen Beinen, und erforsche, was Du dort jetzt gerade wahrnehmen kannst. Vielleicht sind Deine Muskeln an manchen Stellen locker und an anderen eher angespannt? Vielleicht tut es auch hier und da etwas weh. Auch das macht nichts. Übe Dich nur darin, zu registrieren, was Du gerade wahrnehmen kannst, ohne es zu werten. Alles darf sein wie es ist.

○ Jetzt gehe mit Deiner Aufmerksamkeit zu Deinem Gesäß und Beckenbereich. Spüre ganz bewusst in diese Region hinein. Erspüre alles, was Du dort wahrnehmen kannst. Sei unbesorgt, auch wenn Du vielleicht nicht überall etwas spüren kannst. Mit wachsender Übung wird sich Deine Wahrnehmungsfähigkeit verbessern.

○ Fühle nun ganz bewusst in Deinen kompletten Rücken hinein. Was fühlst Du im Lendenwirbelbereich? Schmerz oder die Abwesenheit von Schmerz? Was fühlst Du in und an der Wirbelsäule, was an den Muskelsträngen neben der Wirbelsäule, was an Deinen Schulterblättern?

○ Gehe mit Deiner Aufmerksamkeit nun zu Deiner Vorderseite, und fühle ganz bewusst in Deinen Brustraum und in Deinen Bauch hinein. Vielleicht kannst Du hier spüren, wie Dein Körper durch den Atem bewegt wird. Vielleicht spürst Du auch Deinen Herzschlag oder die Aktivität Deines Magens und Darms. Erinnere Dich daran: Was auch immer Du fühlst, es geht darum, es lediglich wahrzunehmen. Auch wenn Du Schmerz spürst, brauchst Du weder dagegen anzugehen noch speziell dorthin zu atmen und zu hoffen, dass der Schmerz dadurch weniger wird. Dies ist eine Übung, die dazu dient, sich mit dem eigenen Körper wieder vertraut zu machen und ihn auf eine nicht wertende Art erfühlen zu lernen.

- ○ Gehe nun bewusst zu Deinen Händen und Armen, Was kannst Du hier in diesem Bereich jetzt gerade fühlen? Hast Du aktuell warme oder kalte Hände? Kribbeln sie vielleicht? Fühlen sich Deine Arme leicht oder schwer an? Kannst Du den Untergrund spüren, auf dem Deine Arme aufliegen?

- ○ Dann gehe ganz bewusst zu Deinem Schulter-, Nacken-, Halsbereich. Was fühlst Du dort gerade? Vielleicht Spannung oder Entspannung, Schmerz, Wärme oder Kälte? Versuche auch in Deine Halswirbelsäule hineinzuspüren, vielleicht kannst Du auch hier etwas wahrnehmen. Wenn nicht, ist auch dies in Ordnung, so wie es ist.

- ○ Nun wende Dich Deinem Gesicht und Kopfbereich zu. Spüre mal ganz bewusst in Dein Gesicht hinein. Wie fühlen sich Deine Kiefermuskeln an? Kribbelt oder juckt es irgendwo? Was kannst Du an Deinen Augen und was an Deiner Stirn fühlen? Wie fühlt sich Dein ganzer Kopf an? Spürst Du vielleicht gerade Spannung oder Kopfschmerz, oder eher ein Gefühl von Gelöstheit und Weite?

○ Zum Schluss dehne Deine Aufmerksamkeit über den Kopfbereich noch einmal auf Deinen ganzen Körper aus, so dass Du Deinen ganzen Körper bewusst fühlst. Dein Atem fließt weiter genau so, wie Dein Körper gerade atmen möchte. Ob tief oder flach, schnell oder langsam – lasse dies Deinen Körper entscheiden.

Beende die Übung mit einem tiefen Atemzug. Strecke und recke Dich, und bewahre Dir diese neutrale Aufmerksamkeit, solange es Dir möglich ist.

Du kannst den Body-Scan immer mal wieder zwischendurch in Deinen Tag einpflegen. Lass Dir am Anfang genügend Zeit. Mit wachsender Übung wirst Du Deinen Körper immer differenzierter und schneller wahrnehmen können, so dass der Body-Scan dann nur noch wenige Augenblicke benötigt!

☙ ❧

Fußübungen um sich zu erden und verwurzeln:

Wer mit beiden Füßen fest im Leben stehen will, braucht im wahrsten Sinne des Wortes seinen Kopf dazu. Koordination und Körperbalance werden im Gehirn gesteuert. Dabei werden wichtige Impulse vor allem an die Füße geschickt. Diese sollten in der Lage sein, die Informationen auch umzusetzen. Wenn wir uns in der Praxis mit unseren Füßen beschäftigen, sprechen wir gerne von „Erdung". Spirituell betrachtet verbinden wir unser geistiges Zentrum im Kopf mit der Ebene der universalen Materie. Hier nun verschiedene vorbereitende Übungen für die Füße. Auf körperlicher Ebene sorgen sie für Stabilität. Daneben können sie auf mentaler Ebene neue Impulse geben und Tiefenschärfe im Wahrnehmen der Verbindung vom Äußeren zum Inneren erzeugen.

1. Lerne Deine Füße kennen. Setze Dich in den Schneidersitz, oder auf einen Stuhl und nimm den rechten Fuß in die Hand. Betrachte ihn. Wie fühlt er sich an? Beginne langsam die Zehen auszustreichen. Dann knete Deine Fußsohle. Vielleicht magst Du sie auch mit Deiner Faust walken. Mache die Bewegungen, die Dir gut tun. Streiche den Fuß dann mehrmals aus, nimm ihn noch einmal wahr und wechsle zum anderen Fuß. Die Übung lässt sich auch gut mit einem Fußbad zuvor kombinieren, bei dem man die Füße trockenrubbelt und dannach langsam eincremt.

2. Für die nächste Übung, beginne im Stand die Fußgelenke zu mobilisieren. Stelle Dich hierzu aufrecht hin. Die Füße sind hüftgelenkbreit. Stelle Dir vor, es hätte

ein dritter Fuß zwischen ihnen Platz. Spüre die Auflagefläche der Fußsohlen. Wie ist das Gewicht verteilt? Gleichmäßig? Stehst Du stabil? Fühlst Du Dich geerdet, verwurzelt? Verlagere Dein Gewicht nun auf den linken Fuß. Nimm bewusst die drei Punkte: "Großzehenballen, Kleinzehenballen , Ferse" wahr. Dann löse den rechten Fuß un beginne mit kleinen Kreisen. In die eine und dann auch in die andere Richtung. Stelle den Fuß wieder ab. Vergleiche beide Seiten und mache das gleiche dann ebenfalls mit dem anderen Fuß. Spüre wieder nach.

3. Stehe wieder stabil, wie zu Beginn. Dann führe die Arme über vorne nach oben während Du einatmest. Ausatmend senke die Arme wieder. Im zweiten Schritt kommst Du auf die Zehenspitzen mit der Einatmung. Ausatmend zurück auf die Fußsohlen. Im dritten Schritt beginnst Du wie eben, ausatmend aktivierst Du Deine Körpermitte, indem Du den Nabel nach innen ziehst und dem Beckeboden leichten Tonus gibst. Dabei stellst Du Dir vor, Du setzt Dich auf einem imaginären Stuhl ab. Dies ist uttkatasana, die anstrengende Haltung.

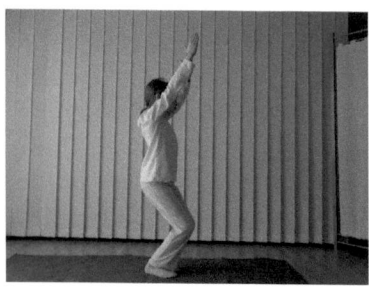

Übe einige Male und spüre die Kraft Deiner Beine und der Körpermitte.

2.1 Selbstvetrauen

„Selbstvertrauen hat man oder man hat es eben nicht".

Kennst Du diese Aussage? Hast Du sie vielleicht auch schon einmal in Deinem Leben irgendwo gehört? Ich halte sie nicht für wahr, im Gegenteil, nach meiner Meinung ist es durchaus möglich, dass Du nach und nach Dein Selbstvertrauen stärken kannst, indem Du es einübst. Um dadurch mehr und mehr Vertrauen in Dich selbst zu bekommen.

Wenn Du das Wort „Selbstvertrauen" genauer ansiehst, dann steckt in dem Wort „Selbst- und -Vertrauen" drin. Es geht also darum, zu lernen, wie Du Dir selbst mehr vertrauen kannst. Somit wirst Du auch lernen, wie Du Dein Selbstvertrauen nach außen ganz automatisch stärken kannst.

2.1.1 Selbstwert - Selbstvertrauen

Die Definition von Selbstvertrauen ist, dass Du Dir selbst in einer bestimmten Tätigkeit vertraust. Ich vertraue darauf, dass ich guten Unterricht halte. Ich habe Selbstvertrauen darin, eine gute Yoga&Pilates-Lehrerin zu sein. Ich vertraue mir selbst, dass ich dies oder jenes bewältige.

Dein Selbstwert, über den wir im letzten Kapitel bereits gesprochen haben und das begleitende Selbstwertgefühl sind verbunden mit Deinem Kern, deinem tiefsten Empfinden davon, wer du bist. Sie definieren dich auf eine fundamentale Weise.

Viele Menschen möchten selbstbewusster sein. Sich selbst mehr vertrauen. Sie bewundern andere für ein forsches und offenes Auftreten und sind selbst schüchtern oder unsicher. Mehr Selbstvertrauen zu bekommen, ist jedoch nicht so einfach, denn es nützt nicht viel, wie ich in der Einleitung geschrieben habe, hier nur an der Oberfläche etwas zu verändern. Beim Thema Selbstvertrauen geht darum, wie Du zu Dir stehst und wie Du Dich selbst annehmen lernen kannst um Dir zu vertrauen. Somit schließt sich dieses Kapitel nahtlos an das vorangegangene an. Es kostet Kraft und Energie, an der eigenen Einstellung zu sich selbst zu arbeiten. Aber es lohnt sich ungemein. Ich kann hier keine „Standart-Anleitung" für mehr Selbstvertrauen bieten, denn für jeden bedeutet es etwas ganz anderes, mehr Selbstvertrauen zu haben und somit selbstbewusster zu sein. Aber ich möchte

Dir in diesem Kapitel viele praktische Anregungen bieten, mit denen Du zumindest beginnen kannst, Dich auf Deinen Weg zu mehr Selbstvertrauen zu machen, um als Heldin durch Dein Leben zu gehen. (Zur schnellen Übersicht sind diese am Ende des Buches noch einmal angegeben.)

2.2 Ideen zum stärken des Selbstvertrauens

1. Ich kann alles lernen

„Ich kann es bereits oder ich kann lernen, was ich dazu brauche." Selbstvertrauen ist der Glaube an sich selbst. Das Vertrauen, dass man die Herausforderungen des Lebens auch bewältigen kann. Der Glaube, dass man durch Nachdenken, fleißige Arbeit und Dranbleiben alles erreichen kann, was man sich vorgenommen hat. Man hat also Vertrauen in die eigene Kraft und in die eigene Fähigkeit, seine selbstgesteckten Ziele zu erreichen.

Selbstvertrauen ist der Glaube daran, dass man als Mensch wachsen kann. Dass man lernen kann, was man auf dem Weg braucht. Dass man Fehler machen darf, ja dass das sogar ein wichtiger Teil des eigenen Weges ist. Und dass man in der Lage ist, aus seinen Fehlern zu lernen.

Weil ich mir erlaube zu lernen und als Mensch und in meinen Fähigkeiten zu wachsen, traue ich mir ganz viele Dinge zu. Auch Dinge, die ich noch nie vorher getan habe. Wenn Du Dein Selbstvertrauen steigern willst, fange deswegen am besten an, Dich als Mensch weiterzuentwickeln. Zeige Dir selbst, dass Du lernen kannst. Wie beim Thema Selbstliebe gilt auch hier: Lerne eine neue Sprache oder eine neue Fähigkeit. Fange einen neuen Sport an. Aber am besten ist es dabei, wenn Du anfängst die Dinge zu lernen, die mit Deinen Wünschen, Zielen und Bedürfnissen zusammenhängen. Zeige Dir, dass Du als Mensch wachsen kannst. Und Dein Selbstvertrauen wird automatisch mit Dir wachsen.

2. Ich erkenne mich selbst

„Ich weiß, wer ich bin und wo ich stehe." Selbstbewusste Menschen verhalten sich häufiger souveräner als Menschen mit einem niedrigen Selbstvertrauen. Sie reagieren in schwierigen Situationen ruhiger und gelassener. Sie können sich Kritik anhören und mit ihr auf entspannte Weise umgehen. Außerdem agieren Menschen mit einem starken Selbstvertrauen mehr, als dass sie reagieren. Und sie sprechen Dinge an, die ihnen wichtig sind.

Warum können selbstbewusste Menschen das?

Weil diese sich über einige wichtige Dinge klar sind:

- Selbstbewusste Menschen wissen, wer sie sind.

- Selbstbewusste Menschen wissen, was ihnen wichtig ist.

- Und vor allem: Selbstbewusste Menschen haben ein gesundes Empfinden für ihre Grenzen, was für sie also akzeptables und was übergriffiges und inakzeptables Verhalten ist.

Dieses Wissen bringt einem innere Stabilität. Und weil diese Menschen das wissen, kann man sie nicht so einfach überrumpeln oder aus der Balance bringen. Sie sind durch ihre Klarheit innerlich gefestigt. In diesen drei Punkten von oben liegt auch der Weg, der **Dir** hilft klarer und selbstbewusster zu werden!

Zu diesem Punkt kannst Du Dir auch noch einmal die Aufzeichnungen „Selbstablehnung" aus Deinem Arbeitsbuch heranholen und überprüfen ob Dein „blinder Fleck" schon kleiner wurde.

Wenn Du Dir dann über Dich bewusst wirst und auch erkennst, was Dir wirklich wichtig ist, geht es zur nächsten Idee:

3. Ich lebe meine Werte

„Ich bin mir selbst treu und trage so zu meiner Selbstverwirklichung bei." Es ist nicht nur wichtig, die eigenen Werte zu kennen. Es ist auch wichtig, sie zu leben und sie gegenüber anderen zu verteidigen. Denn wenn wir das nicht tun, kommt uns schnell der Selbstrespekt abhanden. Wenn ich meine Werte dagegen so gut es geht lebe, dann steigert das meine Selbstachtung. Es ist also wichtig zu leben, was einem wichtig ist. Aber woran merkt man, dass einem eine Sache wirklich wichtig ist?

Zum einen daran, dass man ganz automatisch danach strebt, dass diese wichtige Sache im eigenen Leben erfüllt ist. Wenn ich mich zum Beispiel vegetarisch ernähre, ehrenamtlich im Tierheim tätig bin und mich auch sonst im Tierschutz organisiere, dann sind mir offensichtlich „Tiere" wichtig und Tierschutz ist einer meiner Werte. Oder wenn ich mich jeden Tag liebevoll um meine Familie kümmere und versuche, es allen so schön wie möglich zu machen, es mir wichtig ist, dass wir als Familie etwas unternehmen, dann ist „Familie" einer meiner wichtigen Werte. Es gibt viele weitere Werte. Gerechtigkeit, Liebe, Toleranz, Miteinander, Erfolg, Selbstbestimmung, Harmonie, Gelassenheit,... um hier nur einige zu nennen. Wir alle haben unsere Werte und es ist wichtig herauszufinden, welche diese sind um nach ihnen zu leben.

Auch wenn es immer wieder Situationen geben wird, die unsere Werte in Frage stellen und uns dazu verführen, diese zu opfern und entgegen unseren Werten zu handeln, sollten wir trotzdem immer versuchen unsere Werte hochzuhalten. Zudem ist es für das Selbstvertrauen wichtig das eigene Leben so gut es geht nach ihnen auszurichten. Immer bekommt das vermutlich niemand hin. Aber versuche dennoch so oft wie möglich das zu leben, was Dir wichtig ist.

4. Ich löse meine Herausforderungen

„Ich nehme mein Leben in die Hand." Menschen mit einem starken Selbstbewusstsein lösen ihre Herausforderungen, die andere als Probleme bezeichnen würden, selbst. Das bedeutet nicht, dass sie übernatürliche Kräfte haben und alle Probleme mit einer kleinen Handbewegung aus der Welt schaffen. Aber sie sind sich deren bewusst und versuchen nach und nach, Lösungen für diese zu finden. Sie „stecken nicht den Kopf in den Sand" und warten, bis es vorbei ist. Und sie warten auch nicht, bis ein anderer kommt und die Sache für sie aus der Welt schafft. Sie sind ihre eigenen **Helden**.

Für uns gilt erst einmal das „So tun als ob"-Prinzip. Wenn Du anfängst, Deine kleinen und großen Herausforderungen anzugehen und zu lösen, wird das Dein Selbstvertrauen und Deine Selbstachtung erhöhen. Da Du etwas für Dich selbst tust und weil Du Dir wichtig genug bist, für Dich selbst einzustehen und die Dinge anzugehen, die Dich belasten. Beginne mit kleinen Dingen, wie Absprachen mit Deinem Partner und gehe dann zu größeren Dingen über. So nimmst Du Dein Leben in die Hand und löst Deine Herausforderungen eine nach der anderen. Von kleinen zu großen Dingen. Dies schafft Selbstvertrauen und Selbstachtung.

5. Ich gehe in kleinen Schritten

„Ich lass mir Zeit und bleibe dran." Versuche nicht, alle Anregungen sofort umzusetzen. Greife Dir lieber eine Sache heraus, die Du ausprobieren möchtest.

Wenn Du damit eine Weile gearbeitet hast, dann kannst Du Dich dem nächsten Punkt zuwenden. Denn wie schon ein altes Sprichwort sagt: „Jede große Reise beginnt mit einem kleinen Schritt." Und jeder kleine Schritt bringt Dich Deinem Ziel näher. Die Versuchung ist verständlicherweise groß, alles auf einmal ändern zu wollen. Aber dauerhafte Veränderung funktioniert so leider nicht. Die allermeisten guten Vorsätze scheitern an einer Sache: der fehlenden Geduld. Wenn Du wirklich etwas ändern willst, dann fange mit einer Kleinigkeit an, bleibe dran, genieße kleine Erfolge, ändere eine zusätzliche Kleinigkeit, bleibe weiter dran, genieße Deine Erfolge, ändere weiter und weiter..., genieße Deinen Fortschritt und vor allem: Bleibe so lange dran, bis Du mit Deinem Selbstvertrauen und Deiner Selbstannahme wirklich zufrieden bist.

6. Ich stecke meine Ziele und Ideale nicht zu hoch

Wenn Du Deine Ziele und auch Ideale zu hoch gesteckt hast, dann kann das zum Verlust von Selbstvertrauen führen, weil sie unerreichbar sind. Setze also Deine Ziele und Deine derzeitige Realität in das richtige Verhältnis zueinander. Indem Du Dir Ziele steckst und erreichst, bekommst Du Erfolgserlebnisse und wirst Dein Selbstwertgefühl stärken. Auch wenn Du ein Teilziel geschafft hast, kannst Du es bereits als Erfolgserlebnis verzeichnen. Am besten Du sammelst Deine Erfolgserlebnisse und notierst sie Dir in Deinem Arbeitsheft. Dadurch wird sich Dein Selbstvertrauen Schritt für Schritt aufbauen.

7. Ich spreche laut und deutlich

Auch die Sprache und die Stimme haben Auswirkungen auf die Selbstsicherheit. Unsichere Menschen sprechen automatisch leiser. Wenn Du auch zum leisen Sprechen tendierst, versuche bewusst lauter zu sprechen. In meiner Anfangszeit, als ich unterrichtete und noch sehr unsicher war, konnte man mich kaum hören. Heute, nach vielen Jahren Lehrtätigkeit und mit professioneller Hilfe ist meine Stimme fest und selbstsicher geworden. Mein Vorschlag ist es, in Gesprächen mit vertrauten Personen zu beginnen. Dann übe das Gleiche in Unterhaltungen mit Personen, die Dir nicht so vertraut sind. Auch ein Rhetorikkurs oder ein persönlicher Stimmtrainer, wie ich es in Anspruch nahm, kann Dir helfen Dich mit der eigenen Sprache und Stimme behaupten zu lernen.

8. Ich achte auf meine Körperhaltung

Mehr Selbstsicherheit kann man auch durch Kontrolle der eigenen Körperhaltung gewinnen. Die Haltung sollte stets aufrecht und gestärkt sein, nicht etwa zusammengesunken und klein. Man fühlt sich automatisch besser und auch sicherer, wenn man mit geradem Rücken und leicht angehobener Brust auftritt. Probiere es einmal aus. Gewöhne Dir mit der Zeit an Deine Körperhaltung in jeder Situation zu überprüfen. Durch diese laufende Kontrolle wird ein Zurückfallen in alte Muster reduziert. Und nach kurzer Zeit hat man sich eine selbstsichere Körperhaltung angeeignet. Was könnte uns hier besser helfen als einige Übungen aus Yoga & Pilates!

Übungen für eine aufrechte Körperhaltung:

- Stelle Dich aufrecht hin. Die Füße sind hüftgelenkbreit, so dass Deine Faust dazwischen Platz hätte. Die Fußaußenkanten sind parallel. Kippe Dein Becken in die so genannte neutrale Haltung. Hierbei sind Beckenknochen und Schambein auf einer Linie. Der Rücken findet sich in seiner natürlichen Form, der doppelten „S". Führe die Schultern nach oben hinten und unten. Stelle Dir vor, an Deinem Scheitelpunkt, dem höchsten Punkt am Kopf, sei ein Faden befestigt, der Dich zur Decke hin aufrichtet. Dies ist die Grundstellung, der aufrechte Stand.

- Strecke beide Arme nach oben, mache Dich lang, dehne und räkele Dich. Dann richte Dich wieder nach oben aus.

- Strecke die Arme nach vorne aus. Mit der Einatmung bleibe so, mit der Ausatmung ziehe die Schulterblätter zurück.

- Führe die Arme über vorne nach oben und dann über die Seite hinter den Körper. Verschränke die Hände und dehne. Atme weiter. Wenn möglich, komme in in eine Vorbeuge und strecke dabei die Arme nach oben weg. Mache dies dreimal und spüre dann nach.

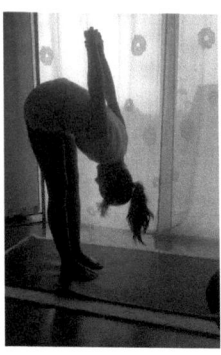

- Richte Dich einatmend auf und lege ausatmend das Kinn Richtung Brustbein, rolle Wirbel für Wirbel ab in eine Vorbeuge. So, als bewegtest Du Dich von einer Wand weg. Halte Einatmend und komme ausatmend zurück.

- Beuge die Knie leicht an, lege die Hände auf, kippe das Becke und werde rund im Rücken. Einatmend kehre in die Ausgangshaltung zurück.

ᙅ ᙇ

Die nächste Übung ist ähnlich, oder schließt sich hier an: **Übung: Ich nehme Haltung an!** Hierbei handelt es sich um eine einfache Körperübung, die dennoch große Auswirkungen auf das Selbstbewusstsein haben kann. Stelle Dich aufrecht hin, sodass die Füße etwa hüftbreit auf dem Boden stehen. Halte die Hände an Deine Hüftknochen. Dann baue Dich so auf, als hättest Du unendliche Kraft, drücke den Brustkorb nach vorne und spanne die Schultern. Durch die Muskelspannung kannst Du spüren wie viel Kraft in Dir steckt und Du fühlst Dich automatisch gestärkt. Deine ganze Haltung drückt so Selbstbewusstsein aus.

9. Ich wünsche mir...

Dies ist eine einfache Übung, die im Coaching oft verwendet wird. Stell Dir vor, Du wachst morgens auf und bist selbstbewusst. Woran kannst Du dies erkennen? Was fühlst Du? Was hat sich zu anderen Tagen verändert? Lass dieses Bild so genau wie möglich in Dir entstehen und präsent werden. Wenn möglich, mache Dir Notizen dazu, die Du Dir immer wieder anschaust, um dieses Wunschbild real werden zu lassen. Dann werde Dir darüber klar, was Dich daran hindert, diesem Bild zu entsprechen. Welche Ängste Dich abhalten, was Dir fehlt. Nimm Dir soviel Zeit wie möglich um genau zu erkennen, was Du noch brauchst um selbstbewusster zu sein.

10. Ich setze mir Ziele

Ziele sind der Weg in Richtung Erfolg. Durch mangelndes Selbstvertrauen findet man sich allerdings schnell in einer Form der Unbeweglichkeit, die das Erreichen großer Ziele unmöglich macht. Beginne Dir kleine Ziele zu setzen, die auch erreichbar sind. Mit jedem erreichten Ziel, das damit gleichzeitig ein Erfolgserlebnis darstellt, wirst Du Dich zunehmend in der Lage fühlen, auch größere

Herausforderungen zu schaffen und wirst zudem positiver in die Zukunft zu blicken. Setze Dir deshalb bewusst Ziele. Beginne mit kleinen, leicht erreichbaren und steigere Dich mit größeren Zielen.

Dies ist übrigens eine weitere Eigenschaft der Heldin: Auch sie kennt ihr Ziel und richtet sich darauf aus!

11. Ich akzeptiere meine Fehler

Die Einsicht, dass Fehler zum Leben gehören, ist eine der wichtigsten Erkenntnisse, die Du auf dem Weg zu mehr Selbstsicherheit gewinnen darfst. Du musst damit aufhören, den Fokus auf eigene Fehler zu legen und Dich selbst zu kritisieren. Vielmehr solltest Du lernen, dass Fehler immer auch einen Schritt nach vorne bedeuten können. Gestehe Dir Fehler zu und sieh diese als Chance, Dich weiterzuentwickeln. Hierzu passt folgendes Zitat welches ich im Internet gefunden habe:

Ich habe so viel von meinen Fehlern gelernt...
Ich denke darüber nach noch mehr zu machen.
(www.tattva.de)

12. Ich tue mir etwas Gutes

Eine in Aussicht gestellte Belohnung trägt zur Motivation bei. Für besonders fordernde Aufgaben, die vielleicht auch noch Überwindung kosten, stelle Dir eine Belohnung in Aussicht. Wenn Du das nächste Mal vor einer solchen Situation stehst, überlege Dir vorher, was Du Dir gutes tun könntest. Im ersten Kapitel gab es dazu schon einige Vorschläge. Dies motiviert und gibt Dir Kraft.

13. Ich lache oder lächle

Ein Lächeln und das Lachen haben positive Auswirkungen auf unseren ganzen Körper. Auch das Selbstbewusstsein bleibt von diesen Effekten nicht unberührt.

> *Lachen ist die Therapie, es lässt Luft aus allem feierlichen und Pompösen. Es ist meine höchstentwickelte Erfindung, meine vollendetste und raffinierteste Entdeckung, nur von der Liebe übertroffen*
> *Peter Ustinov*

Nimm für die nun folgende Übung einen Bleistift zwischen die Zähne und halte diesen für etwa dreißig Sekunden fest, ohne dass er hierbei die Lippen oder die Zunge berührt. Dadurch entsteht ein sehr breites Grinsen, das auf wichtige Punkte im Gesicht drückt und mit beinahe sofortiger Wirkung Energie und Selbstbewusstsein weckt. Auch die nun folgenden beiden Übungen aus dem Lachyoga tragen zu mehr Freude und Selbstbewusstsein bei:

- Klopfe Dir anerkennend auf die Schulter und sage dabei: „Hahaha". Wenn möglich, mache diese Übung vor einem Spiegel. Dann zeigt sie noch mehr Wirkung.

- Mixe Dir einen Lach-Coktail. Dafür stellst Du Dir vor, dass Du nacheinander die Vokale: A,E,I,O und U in einen Mixer wirfst und dieses dreimal von der rechten in die linke Hand führst. Dann trinkst Du ihn verbunden mit einem „H" aus. Dies hört sich wie folgt an: „A,A,A,A,A,A, - Hahahahaha" ☺

15. Ich achte auf meine negativen Gedanken

Nicht selten richtet man das eigene Selbstvertrauen zugrunde, indem man sich selbst ständig kritisiert und so ein Gefühl erzeugt, nur wenig wert zu sein. Du solltest Dir Selbstkritik unbedingt abgewöhnen. Wenn Dir solche negativen und dekonstruktiven Gedanken in den Sinn kommen, halte bewusst inne und fordere die innere Stimme auf: „Sei still!" Dieses bewusste Innehalten macht eine „Gedankenumkehr" – also von dekonstruktiv in konstruktiv, von negativ in positiv – möglich, bis die „guten" Gedanken schließlich überwiegen. Dies ist ähnlich der „STOPP-Meditation", die ich schon im Kapitel zur Selbstliebe beschrieben habe. Auch hier geht es wieder darum, dem inneren Kritiker den Kampf anzusagen.

16. Ich achte auf mein Äußeres

Ich empfinde es als sehr wichtig, dass man sich in seiner Haut und in seinen Kleidern wohlfühlt. Nur dann kann man nach Außen auch selbstbewusst auftreten. Deshalb solltest Du großen Wert auf Dein Äußeres legen. So kann beispielsweise eine neue Frisur enorm das selbstsichere Auftreten fördern. Auch finde ich es wichtig immer „ordentlich" aus dem Haus zu gehen. Selbst wenn ich nur kurz die Kinder in die Schule fahre. Es mag Dir wie eine Kleinigkeit und unbedeutend vorkommen, aber es macht in der Realität einen großen Unterschied. Der erste Eindruck entsteht über unsere Kleidung. Erinnersst Du Dich an das allgemein bekannte Märchen: „des Kaisers neue Kleider" von Hans Christian Andersen? Auch wenn es hier eher um die Leichtgläubigkeit geht, sind es doch auch die Kleider, die zu Ansehen und Wohlstand verhelfen sollen.

17. Ich atme ruhig und tief

Vor einer schwierigen Situation hat sich der 30-Sekunden-Countdown bewährt, um Kraft zu sammeln, zur Ruhe zu kommen und dadurch selbstsicher aufzutreten. Bevor Du Dich einer Herausforderung stellst, wie beispielsweise ein Gespräch mit dem Vorgesetzten, atme ruhig und tief und zählen im Sekundentakt von 30 abwärts. Ist die halbe Minute verstrichen, kannst Du zur Tat schreiten. Mit der gewonnenen Energie bist Du in der Regel leichter in der Lage, auch schwierige Handlungen selbstbewusst anzupacken.

18. Ich tue nichts, womit ich mir ein schlechtes Gewissen einhandle

Gemeint ist damit, absolut nichts zu tun oder auch nur zu befürworten, das andere schädigt oder ihnen absichtlich eine Verletzung oder einen Nachteil bringt. Unterschätze diesen Punkt nicht denn im nichtbeachten dessen, findest Dein Unterbewusstsein wieder einen Grund Dich selbst abzulehnen!

20. Ich finde mich toll, da...

Ziehe Dich an einen Ort zurück, wo Du ungestört bist. Nimm das von mir empohlene Notizbuch zur Hand und überlege Dir, was Du an Dir toll findest, Deine positiven Eigenschaften, Deine Stärken. All das notierst Du dann in Deinem Buch. Nutze dafür Satzergänzungen, wie beispielsweise: „Ich finde mich toll, da…" „Ich mag an mir besonders…" „Ich kann gut…" Nenne zu Beginn mindestens fünf Gründe und lasse Dir Zeit. Wiederhole diese Übung regelmäßig und Du wirst sehen, dass Deine Liste immer größer wird. Damit findest Du mit der Zeit zahlreiche gute Gründe, um selbstbewusst zu sein.

21. Andere bewundern an mir…

Diese Übung knüpft an die vorherige an. Wende Dich an Deinen Partner, eine Freundin, an gute Freunde, Familienangehörige oder andere vertraute Personen. Bitte diese aufzuschreiben, was sie an Dir schätzen und lieben, Deine positiven Eigenschaften, Deine Fähigkeiten, die sie an Dir bewundern. Diese Perspektive kann einem oft die Augen öffnen und einen ungeheuren positiven Schub für das Selbstbewusstsein zur Folge haben. Bewahre diese Notizen gut auf, am besten in Deinem „Selbstbewusstsein-Arbeitsbuch".

22. Glaubenssätze

Es gibt einen Grund oder sogar mehrere Gründe für ein geringes Selbstwertgefühl. Wie bereits im vorigen Kapitel unter Selbstablehnung ausführlich erläutert sind diese oftmals in der Kindheit oder in traumatischen Erlebnissen zu finden. Notiere in

Deinem „Arbeitsbuch" Situationen in Deinem Leben, in denen Du Dich klein und minderwertig gefühlt hast. Dies können Konfrontationen mit den Eltern, nicht bestandene Prüfungen oder auch Enttäuschungen in einer Beziehung sein. Erkennt man die möglichen Ursachen, lassen sie sich leichter verarbeiten. Sie sind oft die Grundlage von Glaubenssätzen, welche wir haben und nicht mehr weiter hinterfragen. Schreibe Dir dann in Dein Arbeitsbuch:

Welche Glaubenssätze blockieren mich?

Welche Gegenargumente gibt es?

Sieh Dir die Glaubenssätze an. Welche Muster kannst Du dabei erkennen? Was spricht dagegen?

Auch hier ist es gut, sich alles aufzuschreiben und Notizen zu machen. Wie fühlt es sich an, wenn ich das lese? Gibt es weitere Argumente oder Schritte, die ich tun kann um den vermeintlich wahren Glaubenssatz zu entkräftigen?

Alte Glaubenssätze aufgeben

Jetzt wollen wir symbolisch etwas tun. Du hast Deine negativen Glaubenssätze bereits über den Verstand entkräftet. Nun verbinden wir dies mit einer Handlung: Nimm Dir ein Blatt, schreibe darauf alle Deine negativen Glaubenssätzen und zerreiße es in viele kleine Teile. Dabei sprich bei jedem Zerreißen laut oder leise: Ich kann alles erreichen, was ich möchte! Damit kannst Du Dich endgültig von allen Blockaden verabschieden, die Dich bisher in Deinem Leben begleitet haben.

Neue Glaubenssätze entwickeln

Im nächsten Schritt geht es darum neue Glaubenssätze zu entwickeln, die wir anstelle der alten Glaubenssätze in Zukunft für uns nutzen möchten. Notiere Dir daher bitte jetzt auf einem Zettel mindestens drei positive Glaubenssätze, die Du für Dich und für Deine Zukunft beibehalten willst.

Affirmationen in Form von Fragen nutzen

Der letzte Schritt ist die Brücke, die wir nun zu Deinem Unterbewusstsein schlagen möchten. Alle positiven Glaubenssätze, die Du gerade formuliert hast, können wir jetzt zu Affirmationen machen. Eine Affirmation ist nichts weiter als ein positiver Glaubenssatz, den wir uns regelmäßig aufsagen, um ihn für unser Unterbewusstsein präsent zu machen. Hierbei nutzen wir einen weiteren Trick: Wir stellen die Affirmation in Form einer Frage und begründen sie für uns selbst. Ein Beispiel: Warum bin ich wertvoll? Weil ich mir Zeit für mich nehme, mir selbst etwas gutes tue,... ☺

23. Ich wechsle die Perspektive

Um das Selbstbewusstsein zu stärken, kann es durchaus auch einmal hilfreich sein, sich selbst einmal aus der Perspektive einer anderen Person zu betrachten. Durch diese Perspektive fällt es leichter, das eigene Auftreten, die Wirkung auf andere zu sehen und auch, dass wir viele positive Seiten an uns haben, die beachtenswert sind.

24. Ich nehme mich und andere an

Menschen mit einem geringen Selbstwertgefühl nehmen andere mit all ihren Fehlern eher an, als sich selbst. Wenn man sich bewusst macht, dass man diese Menschen mit ihren Fehlern nicht weniger liebenswert empfindet, fällt es leichter, sich selbst Fehler einzugestehen und bei sich zu akzeptieren. Zum Thema „Selbstannahme" habe ich bereits ausführlich geschrieben. Deshalb hierzu auch einmal eine Übung:

Notiere in Deinem Arbeitsbuch die Namen einiger Menschen, die Du liebst, die Du schätzst und auch bewunderst. Dann schreibe zu jeder Person deren negative Seiten auf, die man oft auch bewusst verdrängt und nicht sehen will. Was fällt Dir auf?

25. Das ist nicht „meine Baustelle"

Personen mit einem geringen Selbstbewusstsein suchen die Schuld grundsätzlich bei sich selbst. Dies kann die Psyche derart stark belasten, dass schon nach kurzer Zeit kaum noch Selbstvertrauen vorhanden ist. Wenn Du Dir auch gerne selbst die Schuld gibst, beginne damit, solche Situationen zu hinterfragen. Mache auch diese Übung wieder in Deinem Heft. Beleuchte alle beteiligten Personen und deren Einfluss auf die Situation. Sage Dir dabei: „Das ist nicht meine Baustelle!" Dies gibt oft einen bemerkenswerten „Aha-Effekt".

26. Ich hinterfrage gängige Maßstäbe

Maßstäbe, die uns von den Medien vorgegeben werden, machen es dem Selbstbewusstsein schwer. Jeden Tag ist man konfrontiert mit Talenten, schönen Körpern und scheinbar perfekten Menschen. Der Vergleich mit diesen Menschen drückt verständlicherweise auf das eigene Selbstwertgefühl. Hast Du Dich dabei schon einmal gefragt, warum Models so dünn sein müssen, aber wir unter einem „Vollweib" etwas ganz anderes verstehen? Diese Dinge zu hinterfragen ist Grundbestandteil dieser Übung. Nimm Dein Arbeitsbuch zur Hand. Wähle eine prominente Person für diese Übung und hinterfrage kritisch deren „Schein". Was tut diese Person wohl alles für ihr Aussehen, wahrscheinlich wurde im Fotostudio oder in der Bildredaktion nachgeholfen, was nimmt sie auf sich und um was würde diese Person Dich beneiden? Mit diesem kritischen Hinterfragen macht man sich bewusst, dass das eigene Leben meist sehr viel mehr zu bieten hat, als die getrimmten und in Szene gesetzten Lebensgeschichten prominenter Persönlichkeiten. Natürlich darfst Du auch gerne das von mir gewählte Vorbild „Parvati" hinterfragen. Nur zu!

27. Ich nutze Kritik und sehe sie als Chance

Hat man ein geringes Selbstwertgefühl und wird mit Kritik konfrontiert, kann diese sehr verletzen und dazu führen, dass man sich noch weniger zutraut. An selbstbewussten Menschen prallt unberechtigte Kritik ab. Sie wissen sich zu wehren. Berechtigte Kritik nutzen diese Menschen dagegen als Chance, sich zu verbessern und sich weiter zu entwickeln. Notiere auch Du in Deinem Arbeitsbuch an Dich herangetragene Kritik. Im nächsten Schritt suche nach der Chance, die darin steckt und halte diese ebenfalls in Deinem Buch fest.

28. Ich überzeuge mich selbst

Kaum jemand kann einen Menschen so gut von etwas überzeugen, wie er sich selbst. Bei dieser Übung macht man sich genau das zunutze. Du benötigst hierfür einen Spiegel. Stelle Dich davor, so dass Du Dir selbst ins Gesicht sehen kannst. Blicke Dir dann in die Augen und sage Dir: „Ich bin ein wundervoller und liebenswerter Mensch." Diesen Satz wiederhole, so oft Du möchtest. Du kannst auch eine andere für Dich stimmigere Formulierung wählen. Eine Variation dieser so genannten „Affirmation" kann auch gezielt für eine bevorstehende Situation verwendet werden. Vor einer wichtigen Prüfung kann man sich beispielsweise sagen: „Ich bin stark und ich schaffe das!" Selbst von sich zu hören, was man im Grunde oft gar nicht glauben kann, setzt Prozesse im Gehirn in Gang, die dem Selbstbewusstsein zu neuem Antrieb verhelfen können.

29. Ich dokumentiere Erfolgserlebnisse

Das Selbstvertrauen lebt von Erfolgen. Halte jedes noch so kleine Erfolgserlebnis in Deinem Notizbuch fest. Notiere auch Deine Gefühle, die Du dabei hattest, aber auch jene, die Du vor dem Erlebnis hattest. Wenn dann wieder eine schwierige Situation bevor steht, blättere in Deinen Erfolgsaufzeichnungen, und Du wirst auch daraus Kraft und neue Energie schöpfen.

30. Ich stehe zu mir

Ein „Nein" zum anderen ist automatisch auch ein „ja" zu mir. Leider kommt das Wort „Nein" vielen Menschen schwer über die Lippen, obwohl es enorm wichtig für das eigene Selbstbewusstsein ist. Lernt man Nein zu sagen, achtet man automatisch auch sich selbst und die eigenen Bedürfnisse. Meist wird schnell deutlich, dass andere Menschen nur selten große Probleme damit haben, wenn man etwas ablehnt. Mit einem Nein in der richtigen Situation erkennt man zudem, dass man selbst großen Einfluss auf die Geschehnisse hat, die das eigene Leben bestimmen. Du wirst deutlich handlungsfähiger. Oft ist es sogar so, dass man mit einem Nein mehr respektiert wird, als wenn man zu allem Ja sagt. Beginne mit einem Nein am Tag. Wenn wieder jemand mit einem Anliegen zu Dir kommt für das Du gar nicht zuständig bist, sage höflich aber bestimmt Nein! Mit jedem Nein fällt es leichter und Du gewinnst schnell an Selbstsicherheit. Wenn es Dir anfangs schwer fällt, Bitten abzulehnen, bestimme selbst, wann Du der Bitte nachkommst: "Ich kann das machen, aber erst am...!" Vermerke auch hier wieder jedes Nein, das für Dich einen Erfolg darstellt, in Deinem Notizbuch.

31. Ich überwinde meine Ängste

Fehlt das Selbstvertrauen, geht man in der Regel jeder Herausforderung aus dem Weg. Und genau damit gerät man in eine Negativspirale, die einen immer weiter nach unten ziehen kann. Aber man kann diesen Prozess auch umkehren, indem man bewusst herausfordernde Situationen sucht und sich diesen stellt. Beginne mit kleinen Herausforderungen. Eine überwundene Herausforderung bildet ein Erfolgserlebnis, motiviert und lässt Dich an Selbstsicherheit gewinnen. Deshalb suche Dir solche Herausforderungen, beginnend mit der kleinstmöglichen. Wie zuvor genannt, kannst Du beginnen ein kleines Problem zu lösen, denn auch dieses ist in seinem Ursprung erst einmal als Herausforderung zu sehen. Eine Affirmation kann bei der Überwindung sehr unterstützen, beispielsweise: „Ich habe zwar Angst, mache es aber trotzdem!" Die Stärke dieser Affirmation liegt zum einen darin, dass man seine Angst und Unsicherheit akzeptiert und sich zugesteht. Nur so können sie auch reduziert und dann abgelegt werden. Zum anderen motiviert man sich gleichzeitig zum Handeln.

32. Ich stehe zu meinen Bedürfnissen

Menschen mit einem geringen Selbstvertrauen stellen leider häufig die eigenen Bedürfnisse in den Hintergrund. <u>Übung:</u> Kommst Du in eine Situation, in der man Dich benachteiligt oder in der Du schlichtweg ein Bedürfnis empfindest, so solltest Du Dich dazu äußern. Gewöhne Dir das Einfordern von Wünschen und Bedürfnissen an, denn Du bist es **wert**, dass diese erfüllt werden! Auch bei dieser Übung gilt: Beginne mit kleinen Forderungen und mit jeder Forderung wird es Dir leichter fallen. Vergiss nicht, dies ebenfalls in Dein Notizbuch einzutragen. Je mehr Du dokumentierst, desto mehr wirst Du Deine Erfolge sehen und Dein Selbstvertrauen wird wachsen.

33. Ich gehe in die Öffentlichkeit

Menschen mit wenig Selbstvertrauen neigen dazu, sich zu verstecken und sind darauf bedacht, sich nicht in den Mittelpunkt zu stellen. Um aus diesem Muster auszubrechen, musst Du Dich trauen, einmal etwas Aufsehen zu erregen. Selbstverständlich sollte dies nicht geschehen, indem Du Dich in einer Situation unangemessen verhälst. Diese Strategie könnte sonst leicht kippen und nach hinten losgehen. Setze Dich also bewusst, aber dezent in den Mittelpunkt. Das kann beispielsweise mit einem auffälligen Kleidungsstück sein, das mehr Blicke erntet, oder mit einer kleinen Geschichte, die Du in einer Runde erzählst.

34. Ich suche Blickkontakt

Der Weg zu mehr Selbstsicherheit führt auch über den Augenkontakt. Eine Person, die im Gespräch aber auch sonst den Augenkontakt zu anderen Menschen aufbauen und halten kann, wirkt automatisch selbstsicherer und gefestigt. Suche bewusst den Blickkontakt und halte diesen angemessen lange. Vermutlich fällt Dir das vor allem zu Beginn äußerst schwer. Deshalb solltest Du mit dieser Übung bei vertrauten Personen beginnen und dann auf fremde Personen ausweiten.

35. Ich achte auf mein Umfeld

Es gibt Menschen, die das geringe Selbstbewusstsein eines anderen zu ihrem Vorteil nutzen. Solche Menschen, oft vermeintliche Freunde, sind wahre Energieräuber. Sie unterbinden eine Steigerung des Selbstbewusstseins allein dadurch, dass sie die betreffende Person ausnutzen und klein halten. Befinden sich solche Menschen in Deinem näheren Umfeld, versuche Dich von Ihnen zu trennen oder deutlich zu distanzieren. Wenn das schwer möglich ist, mache diesen Personen zumindest deutlich, dass Du nicht länger gewillt bist, ausgenutzt zu werden. (Zu diesem Thema gab es ebenfalls schon im vorangegangen Kapitel einige Vorschläge.)

36. Ich suche Gepräche mit fremden Menschen

Der Kontakt zu fremden Menschen ist für Personen mit einem geringen Selbstvertrauen häufig sehr schwierig. Um sich künftig auf diesem Gebiet etwas mehr zuzutrauen, sollte man sich bewusst in Situationen begeben, in denen der Kontakt zu fremden Menschen unumgänglich ist. Wie eine solche Situation aussehen kann, ist individuell und bleibt jedem selbst überlassen. So kann beispielsweise die Anmeldung in einem Verein oder auch die Teilnahme an öffentlichen Veranstaltungen eine solche Herausforderung darstellen. Suche eine Situation oder einen Ort auf, wo Du mehreren fremden Menschen begegnest. Als nächste Herausforderung versuche mit mindestens einer fremden Person in Kontakt zu treten und das Gespräch zu suchen.

37. Ich übernehme Eigenverantwortung

Menschen mit einem schwachen Selbstwertgefühl verlassen sich in der Regel auf andere Personen und trauen sich selbst kaum etwas zu. Ziel dieser Übung ist, dass Du bewusst Aufgaben suchst und diese angehst, die Du Dir vorher nicht zugemutet hättest und anderen überlassen hast Eine solche Aufgabe kann beispielsweise ein unangenehmer Anruf sein. Der positive Nebeneffekt dieser Übung besteht wieder einmal darin, dass jede erledigte Aufgabe automatisch ein Erfolgserlebnis darstellt und Deine Selbstsicherheit stärkt.

38. Ich erkenne meine Träume und Wünsche

Dies hört sich ähnlich Punkt 9 an, hiert geht es aber darum, dass durch das Benennen und Erkennen der eigenen Träume und Wünsche das Bewusstsein wächst, dass es weit mehr gibt, als ein Dasein in stiller Verborgenheit. Ziehe Dich an einem Ort zurück, wo Du nicht gestört wirst. Entspanne Dich. Gehe dann in Gedanken Deinen Träumen nach. Notiere die auftauchenden Wünsche und Träume in Deinem Arbeitsbuch. Unabhängig davon, wie realistisch diese sind. Allein dieses Aufschreiben kann neue Energien und Kräfte wecken und damit den Weg für Veränderungen frei machen.

39. Ich lerne mich selbst besser kennen

Ein wichtiger Schritt auf dem Weg zu mehr Selbstvertrauen, ist nicht nur sich selbst anzunehmen sondern auch sich selbst besser kennen zu lernen. (Siehe „blinder Fleck") Oft ist das Bild, das wir von uns selbst haben nämlich stark verzerrt. Wir sehen uns anders als wir es sind. Jeder Mensch hat viele liebenswerte Seiten an sich und Fähigkeiten, Eigenschaften und Verhaltensweisen, die ihn oder sie wertvoll und einzigartig machen. Versuche, Dich selbst mit einer liebevollen Distanz zu beobachten und Dich einmal so kennen zu lernen, wie Du einen anderen Menschen kennen lernen würdest – offen und neugierig.

40. Ich beziehe nicht alles auf mich

Nimm Dich selbst ernst, aber nicht zu wichtig. Dieser Satz klingt wie ein Widerspruch, ist es aber nicht. Viele Menschen nehmen sich selbst zu wichtig, indem sie denken, dass sich ständig alles um sie dreht. Ist es Dir vielleicht auch schon einmal passiert, dass Du unterwegs war und eine Dir bekannte Person lief an Dir vorbei, ohne Dich zu beachten? Hast Du dies persönlich genommen und Dir gedacht, „der oder die hat etwas gegen mich."? Dabei stellte sich irgendwann heraus, dass die Person Dich einfach nur übersehen hat, weil sie in Gedanken woanderst war. Nimm Dich lieber persönlich wichtig und sorge gut für Dich selbst. Genau das bedeutet es, sich selbst ernst zu nehmen.

❦

Wenn Du Dein Selbstvertrauen auf Dauer aufbauen willst, dann solltest Du es in kleinen Schritten trainieren, um es zu stärken. Eine Anregung nach der anderen ausprobieren und zur Heldin erwachen. Im nächsten Kapitel werden wir uns hierzu unserer vorhanden, inneren Stärke bewusst!

3. Innere Stärke

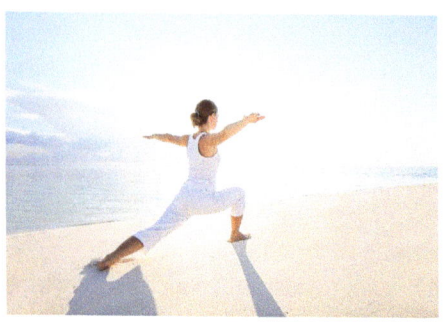

... die Heldin, die voller Mut und innerer Stärke ihren Weg geht.

Innere Stärke bedeutet...
Du fühlst deine eigene Kraft. Wenn Du Dich einmal schwächer fühlst, weißt Du, dass Du bald wieder mehr Energie hast.

Wenn die innere Stärke vergessen wurde...
fühlst du Dich wahrscheinlich regelmäßig schwach und ausgelaugt und weißt nicht, wie Du Deine „Batterien" wieder aufladen kannst. Du weißt auch nicht, was Du wirklich willst oder brauchst. Es kann so wirken als ob Du nie genug bekommst, als ob Dir nichts wirklich gelingt, und Du keine Unterstützung von Deinem Umfeld bekommst. Dadurch kann ein manipulierendes Beziehungs-muster entstehen.

Vielleicht siehst Du Dich gezwungen die Befriedigung Deiner Bedürfnisse beim anderen einzufordern, oder Du findest Dich damit ab, dass Dich der andere "nie glücklich machen kann". Du resignierst und fühlst Dich machtlos.

Die Innere Stärke zurück gewinnen

Es ist möglich Dich aus dieser Illusion zu befreien. Du kannst den Zugang zu Deiner eigenen Kraft- und Energiequelle wieder frei legen und erfahren, dass Du Dich selbst mit dem stetigen Energiestrom verbinden kannst! Je mehr Du Deine inneren Blockaden verarbeitest, merkst Du wie du Dich selbst befreist. Du lernst in jeder Situation die Verbindung mit Deiner ureigenen Kraft zu machen und Dein Leben selbst in die Hand zu nehmen.

3.1 Blockaden

Blockaden sind oft der Grund dafür, was Dich davon abhält Deine Stärke zu leben. Hinter ihnen stecken vielfach Gedanken und Gefühle, die wir nicht richtig zuordnen können. Wir sollten die Fähigkeit erlangen, die eigenen Gefühle und Gedanken nicht zu ernst zu nehmen, sondern diese mit einem gewissen Abstand zu betrachten. Damit möchte ich ausdrücken, dass Gedanken und Gefühle meistens willkürlich sind. Oft steckt hinter unserem Denken und Fühlen kein tieferer Sinn. Dabei sind hier vor allem die Gefühle gemeint, die unseren Gedanken entspringen und nicht auf das an anderer Stelle erwähnte „Bauchgefühl" zurückzuführen sind.

Es geht hier um die Gedanken , die kommen und gehen, da unser Verstand selten in der Gegenwart ist, sondern sich eher mit der Zukunft (oder der Vergangenheit) beschäftigt. Durch die Meditation habe ich gelernt alle Gedanken mit Abstand zu betrachten. Ich stelle mir dabei vor sie ziehen am „Gedankenhimmel" weiter wie Wolken. (Zur Meditation gehe ich im letzten Kapitel noch weiter ein, da sie nach meiner Ansicht zur Entwicklung des Selbstbewusstsein sehr wichtig ist.)

Da diese Gedanken Gefühle auslösen, möchte ich nun auch auf die Gefühle an sich eingehen, die von vielen Faktoren beeinflusst werden:

- von dem, was wir gerade gegessen oder getrunken haben,
- von unserem Blutzuckerspiegel,
- von unseren Hormonen,
- davon, wie viel wir uns bewegen oder nicht bewegen,
- davon, wie gut wir geschlafen haben,
- aber auch von unseren Gedanken,
- von äußeren Umständen, die uns vielleicht an vergangene Erlebnisse erinnern,
- wie wir unsere augenblickliche Situation bewerten,
- und sogar äußere Umstände, wie Temperatur und Luftdruck beeinflussen unsere Gefühlslandschaft.

Das bedeutet, dass Gefühle oft keinen tieferen Sinn haben. Sie sind nur ein Spiegel unserer augenblicklichen Umstände, unserer Einstellung zum Leben und unseres augenblicklichen Verhaltens. Gefühle zu haben ist auch nicht das Problem. Zum Problem werden sie erst, wenn wir die eigenen Gefühle bewerten:

"Ich sollte mich jetzt nicht so schlecht fühlen.",
oder
"Ich habe doch gar keinen Grund, traurig zu sein."

Erst wenn wir unsere Gefühle als schlecht bewerten, fangen die Schwierigkeiten an. Denn wenn wir uns unsere Gefühle verbieten oder uns wegen ihnen schlecht zu fühlen verstärken wir die negativen Emotionen dadurch noch mehr!

3.1.1 Gefühle akzeptieren

Es ist deshalb wichtig, die eigenen Gefühle nicht überzubewerten. Es sind nur unsere Gefühle. Nicht mehr aber auch nicht weniger. Sie dürfen da sein. Und wenn wir sie einfach nur wahrnehmen und ihnen den notwendigen Raum geben, dann verschwinden sie normalerweise von allein.

Manchmal haben Gefühle natürlich auch eine Bedeutung und sie zeigen uns an, dass wir besser etwas in unserem Leben ändern sollten. Aber auch hier ist es nützlicher, wenn wir unsere Gefühle in der

Meditation mit etwas Abstand betrachten, sonst kann es zu Kurzschlussreaktionen kommen, die wir später bereuen würden.

3.1.2 Gefühle ändern

Hier ist es hilfreich die Faktoren im Kopf zu behalten (siehe Seite 112), die unsere Gefühle beeinflussen. Weil wir dann unsere Gefühle bewusst ändern können, sollten sie zu unangenehm werden. Diese Gefühle werden nicht besser, wenn wir sie einfach nur ablehnen. Durch Bewegung, gute Ernährung, Änderung der Lebensumstände und allgemein bessere Selbstfürsorge, kann man sie jedoch wirksam beeinflussen. Gerne darfst Du hierfür noch einmal zum ersten Kapitel zurückgehen, indem es um die zu kultivierenden Geisteshaltungen „Maitri, Mudita, Karuna und Upeksha", ging.

Um zielgerichtet mit den eigenen Gefühlen umzugehen, sollte man als allererstes aufhören, die eigenen Gefühle zu wichtig zu nehmen. Das bedeutet,

- flexibel auf die eigenen Gefühle zu reagieren,

- diese wahrzunehmen,

- sie zuzulassen und

- ihnen nicht zu viel Bedeutung beizumessen.

Durch einen gewissen Abstand zu unseren Gefühlen und Gedanken entsteht dann langsam auch das Vertrauen, das alles gut ist, wie es ist. Und damit wird dann gleichzeitig die innere **Kraft** und **Stärke** spürbar, denn wir beginnen in uns selbst zu ruhen.

Ein Gefühl, welchem ich nun dennoch mehr Raum schenken möchte, ist die Angst. Sie ist das Gegenteil von Mut. Angst ist eines unserer Grundgefühle, welche zu unserem Leben gehört. (Genauso wie Wut, Traurigkeit und Freude.) Wir alle haben unsere Ängste und es geht auch hier nicht darum, diese zu verdrängen, oder als belanglos abzutun. Meistens wollen sie uns sogar vor etwas schützen. Um seine innere Stärke zu finden ist es aber wichtig, einen hilfreichen Umgang mit ihnen zu finden. Ich empfinde es zum Beispiel als erforderlich der Angst zu erlauben, dass sie da ist, sie anzunehmen und zu fühlen. Denn sobald wir etwas nicht haben wollen verstärken sich dessen Zeichen noch mehr. Frage Dich:

Wo sitzt die Angst?
Wie groß ist sie?
Wie fühlt sie sich an
Welche Farbe hat sie?

Identifiziere Dich nicht mit Deiner Angst. Du hast zwar Angst, aber Du bist nicht Deine Angst. Das ist ein großer Unterschied. Indem Du sie beobachtest, bist Du bereits größer als sie.

Erkenne Deine Angst an. Sage Dir, dass es absolut in Ordnung ist sie zu haben. Die Angst ist wie ein Muskel, denn Du trainieren kannst. Irgendwann gelingt es Dir vielleicht sogar diese freudig zu begrüßen? In meinem ersten Buch „Yoga – ein Pilgerweg zu mir" erzählte ich von meiner Angst „nicht gut genug zu sein, ein Buch zu schreiben". Ich überwinde diese Angst, indem ich meiner Kreativität freien Lauf lasse und immer wieder verschiedenen Themen aufarbeite. Dies ist nun bereits mein fünftes Werk und ich kann nun sagen, dass die Angst zwar immer noch besteht, aber weitaus kleiner ist wie zuvor.

Wenn Dir dies alles zu schwierig erscheint, kannst Du auch versuchen, die Angst loszulassen, mit dem Ritual, welches ich Dir schon für die Glaubenssätze vorgeschlagen habe. Also sie aufzuschreiben und dann bewusst loszulassen, indem Du das Geschriebene zerreißt oder verbrennst,...

Angst an sich ist weder positiv noch negativ. Sie ist neutral. Positiv oder negativ ist nur unser Verhältnis zu ihr und unsere Reaktion darauf. Yoga kann uns helfen die Angst umzufunktionieren in Liebe und Mitgefühl. Denn vor allem ersteres ist es, was fehlt, wenn sich Angst zeigt. In meinem Fall, die Liebe zu mir selbst, mir bewusst zu sein, dass ich gut genug bin, so wie ich bin. Egal, was die anderen sagen!

Angst steckt übrigens hinter vielen unserer Emotionen. Dies wurde mir bewusst, als ich mich mehr mit den Gefühlen auseinandergesetzt habe. Ich war überrascht, sie zum Beispiel auch hinter der Wut zu finden. Die Angst bei einem Streit mit dem anderen von demjenigen nicht geliebt zu werden. Denke einmal selbst darüber nach und mache Dir Notizen. Wenn Du ein starkes Gefühl verspürst, frage Dich:

Was steckt dahinter?

Mache dies solange bis Du wirklich weißt, was es ist und dann beginne mit obigem Ritual, oder damit das Gefühl in etwas stärkendes zu verändern, wie es es Dir bei den Glaubenssätzen empfohlen habe. Es geht nicht darum etwas zu unterdrücken, sondern vielmehr darum es wahrzunehmen und seine Energie positiv zu nutzen.

Im nächsten Schritt geht es darum, dass wir lernen, ein Bewusstsein für uns und unsere Fähigkeiten zu entwickeln und auch zu diesen stehen, selbst wenn unsere Umwelt etwas anderes sagen mag. Dann brechen wir zu unser wahren Stärke auf. Zur Einführung eine weit verbreitete Geschichte aus dem Zen:

Die Fabel vom Frosch

Es gab einmal einen Wettlauf der Frösche. Ziel war es, über Treppen auf den höchsten Punkt eines großen Turmel zu gelangen. Es versammelten sich zu diesem Ereignis viele andere Frösche, um zuzusehen und ihre Artgenossen anzufeuern. Der Wettlauf begann.

In Wirklichkeit glaubte jedoch keiner von den Zuschauern daran, dass auch nur ein Frosch auf die Spitze des Turmes gelangen konnte. In der Zuschauerrunde hörte man Sätze wie:
"Die Armen, sie werden es nie schaffen!" oder
"Das ist unmöglich!" oder
"Frösche sind nicht dazu geboren, um auf hohe Türme zu klettern!"

Die Frösche die an diesem Wettlauf teilnahmen hörten diese Sätze natürlich und einer nach dem anderen begann aufzugeben. Außer einem, der weiterhin versuchte, auf die Spitze des Turmes zu klettern. Die Zuschauer fuhren mit Sätzen wie "Es war doch klar, dass sie es nicht schaffen" oder "Keinem wird es jemals gelingen!" fort.

Und die Frösche gaben sich nach und nach geschlagen - außer dem einen Unbeirrbaren, der einfach nicht aufgeben wollte.

Zu guter Letzt hatten alle Frösche ihr Vorhaben abgebrochen - nur dieser eine Frosch hatte alleine und unter großer Anstrengung die Spitze des Turmes erreicht. Die anderen wollten wissen, wie er das geschafft hatte.

Einer der Frösche ging auf ihn zu, um zu fragen, wie er den Turm erklimmen konnte. Da merkten sie, dass er TAUB war.

Hätte der Frosch auf sein Umfeld hören können, wäre er vermutlich nicht oben angekommen. Es ist somit durchaus von Vorteil nicht immer alles zu hören! ☺

Was wird Dir in Deinem Leben alles gesagt?
Was hörst Du regelmäßig?
(Schreibe diese Aussagen wieder in Dein Arbeitsbuch, oder sieh Dir Deine bisherigen Aufzeichnungen dazu an.)

Hier geht es erneut um die Aussagen, die wir als Kinder gehört haben und vielleicht sogar noch heute in irgendeiner Form immer wieder zu hören bekommen. Auch sie schaffen unbewusste Blockaden, denn sie halten uns davon ab zu handeln.

Wie geht es Dir damit?

Jeder von uns sollte immer sehr aufmerksam sein, was einem im Leben gesagt und zugetraut wird. Denn solche Stimmen von außen, noch dazu von für uns wichtigen Menschen, haben großen Einfluss auf uns und unser Handeln und Leben. Auf unser Vertrauen in uns, unseren Mut und unsere Ausdauer. Wir haben uns diesen Aussagen, schon im ersten Kapitel ausreichend gewidmet, sie sind die Wurzeln unserer Selbstablehnung. Und deshalb wissen wir, dass die meisten von uns solchen Aussagen auch

Glauben schenken. Oder doch zumindest stärker darüber nachdenken und sich eigene Gedanken darüber zu machen. Jedoch helfen solche Sätze wenig. Sie machen uns nicht besser. Im Gegenteil sie fördern unbewusste Blockaden und halten uns davon ab, unsere wahre Kraft zu spüren.

Von Arnold Schwarzenegger, den ehemaligen Gouvanieur von Kalifornien und Hollywoodstar hörte ich folgendes: Er fing als "kleiner Bodybuilder" in Österreich an und schaffte es bis ganz nach oben. Als er einmal gefragt wurde, wem er denn das auch sehr stark zu verdanken habe, sagte er: "Meiner Mutter. Denn bei allem was ich machte und anpackte, sagte sie zu mir: „Egal was du auch tust, es wird Dir gelingen. Egal was Du auch anpackst, Du wirst darin erfolgreich sein!" Und diese Aussagen waren es, so Arnold Schwarzenegger, die ihm immer wieder Mut und Zuversicht in seinem Tun gegeben haben.

Wir alle sollten deswegen immer wieder darauf achten, was andere Menschen uns sagen. Und wir sollten auch immer darauf achten, wie wir mit uns und anderen Menschen sprechen. Was wir anderen Menschen zutrauen, wie wir sie bestärken können und wie wir an sie glauben können. Denn das kann für viele Menschen genau den entscheidenden Unterschied auf ihrem Lebensweg ausmachen. Und genauso verhält es sich mit unseren Aussagen uns selbst gegenüber. **Innere Stärke kommt von „innen".**

Deshalb achte auch besonders darauf, wie Du mir Dir

selbst sprichst. Werte Dich in Deinem Selbstgespräch auf. "Ich werde es schaffen!" - "Ich bleibe an dieser Sache dran!" - "Ich weiß, ich habe mich gut vorbereitet und schaffe das!"

Denn wie Du mit Dir selbst sprichst, so werden sich Dinge auch entwickeln. Dadurch entwickelst Du automatisch die nötige **innere Stärke**, um etwas zu erreichen, was Dir wichtig ist.

Rede **stark, wertschätzend, positiv** und **motivierend** mit anderen Menschen und mir **Dir** selbst. Denn das ist die Grundlage für das Erreichen hoher Ziele und für das Entfalten Deiner Potenziale. Um diese zu verwirklichen benötigt es den besagten Mut, die innere Stärke und Durchaltevermögen.

Wir gehen den Weg jetzt auch über den Körper und kommen nun zu einer Übungsreihe, die Dich Deine Kraft und Stärke richtig spüren lässt. Die Reihe beinhaltet zudem die klassischen Heldenhaltungen, womit wir wieder gezielt auf das Thema des Buches zurückgreifen.

Yoga&Pilates für Kraft und Stärke:

1.   Beginne in der Grundhaltung „tadasana". Die Füße sind dazu hüftgelenkbreit aufgestellt. Die Fußaußenkanten parallel. Das Steißbein strebt nach unten Richtung Boden. Die Wirbelsäule in ihrer natürlichen Form gerade. Führe die Schultern nach

oben, hinten und tief und stelle Dir vor, dass ein unsichtbarer Faden Dich in die Länge zieht.

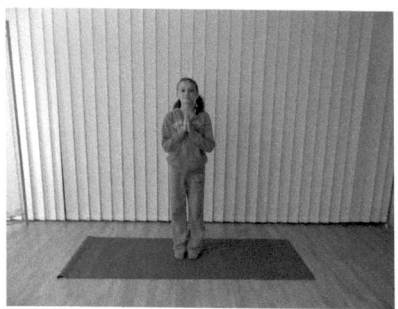

2.   Mit einer Einatmung führe beide Arme nach oben und komme dann in eine Rückbeuge.

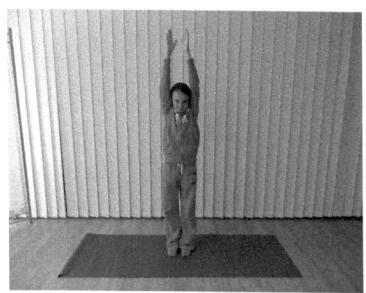

3.   Mit einer Ausatmung führe die Arme nach vorne unten => komme in die Vorbeuge.

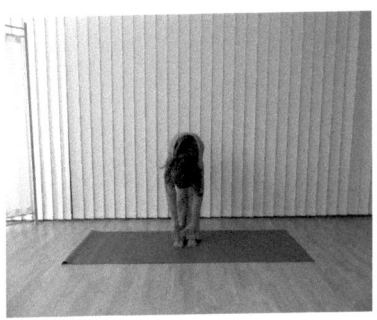

4.   Stelle die Hände neben den Füßen ab, führe zuerst das rechte Bein nach hinten und komme in die Startstellung. Das linke Bein ist gebeugt.

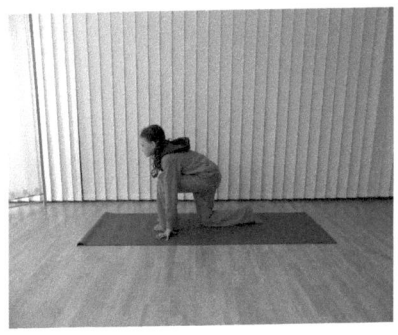

5.   Strecke das rechte Bein, hole das linke dazu. Komme so in die schiefe Ebene.

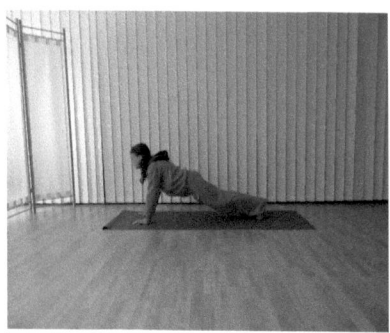

6.   Mit einer Einatmung löse den linken Arm und strecke diese nach oben aus. Der Seitstütz. Das rechte Bein kann dabei leicht gebeugt sein.

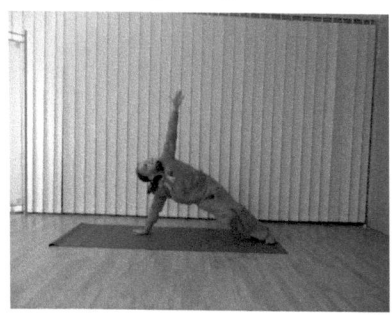

7.   Komme zurück in die schiefe Ebene

8.   Löse die rechte Hand und führe den Seitstütz zur anderen Seite aus.

9.   Komme zurück in die schiefe Ebene, spüre die Kraft in Deinen Armen.

10.   Führe die Knie zu Boden. (Vierfüßlerstand. Von hier strecke wieder ausatmend das Gesäß nach oben in den Himmel. Dehne Deine Körperrückseite genüßlich im Hund.

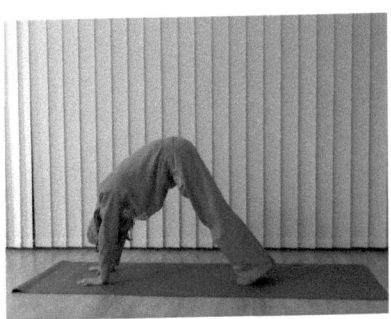

11.   Gehe zurück in die Startstellung

12.   Komme wieder in die Vorbeuge (3)

13.   Von hier wieder in die Rückbeuge (2)

14.   Mache ein Schritt mit dem rechten Bein nach hinten, das linke ist gebeugt (Knie über dem Fußgelenk). Führe die Arme über vorne nach oben in eine Rückbeuge => Heldin I

Spüre auch hier Deine Kraft in den Beinen und die Verwurzelung Deiner Füße.

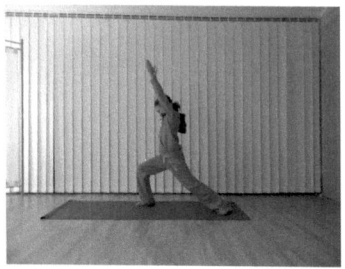

15.   Breite die Arme aus in Heldin II

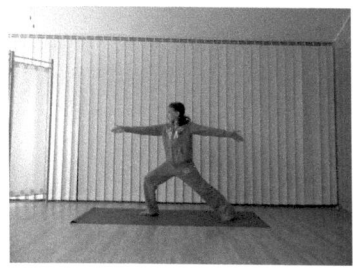

16.   Nun geht der hintere Arme zum Bein und der vordere wird weiter nach oben geführt. Der Blick folgt => friedvolle Heldin

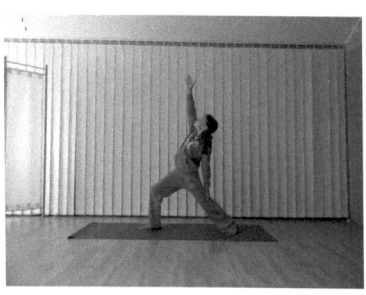

17.   Zurück in Heldin II

18.   Komme in eine Seitbeuge, lege den vorderen Arm auf dem gebeugten Knie ab.

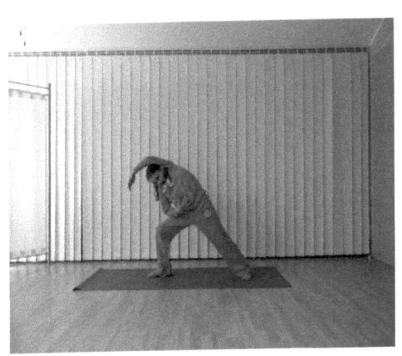

19.   Wieder zurück in Heldin II, dann mit einem großen Schritt nach vorne in Tadasana. Von hier mit dem linken Bein wiederholen.

Dann das ganze von Vorne. Übe zu jeder Seite mindestens dreimal.

3.2 Was kann ich noch tun, um innere Stärke zu entwickeln? In meine Kraft zu kommen?

Wenn ich die Dinge tue, die mich wirklich erfüllen, dann geben sie mir Kraft. Dies ist für mich eine andere Ausdrucksweise von in „seiner Kraft sein". Wie aber finde ich heraus, was dies für Dinge sind?

Achte auf Deine Stärken

Wenn wir Schwierigkeiten mit Selbstannahme und Selbstvertrauen haben, dann liegt das oft auch an unserem Fokus. Es ist wie mit den Pessimisten, die in der Welt immer die Gefahren und Risiken sehen. Dagegen gibt es die Optimisten, die immer die Chancen und Möglichkeiten sehen. Und beide Gruppen schauen auf die gleiche Welt, sie haben nur eine andere Brille auf.

> *„Sobald ein Optimist ein Licht erblickt, das es gar nicht gibt, findet sich ein Pessimist, der es wieder ausbläst."*
> *-- Giovanni Guareschi*

Auch was uns selbst betrifft, haben wir meistens eine Brille auf. Eine, die oft nur die negativen Eigenschaften an uns sieht. Die Dinge an uns, die nicht in Ordnung sind. Oder die Fehler, die wir gemacht haben. Bei anderen Menschen siehst Du das jeder Mensch seine Stärken und Schwächen hat, seine schönen und weniger schönen Seiten. Von Außen können wir das gut erkennen. Nur wir selbst sind oft die Ausnahme. Wir sehen hauptsächlich unsere Schwächen, Makel und Unzulänglichkeiten. Stärken sind eher Mangelware. Aber dass wir uns selbst so sehen, liegt nicht daran, dass wir wirklich keine guten Seiten hätten. Es liegt an der

Wahrnehmung, die wir von uns haben, so dass unsere Stärken eher ganz klein sind und unsere Schwächen dagegen sehr groß.

Deine Aufgabe ist jetzt, diese negative „Brille" abzusetzen und Dich auf die Suche nach den Dingen zu machen, die Du gut kannst. Dazu gebe ich Dir hier eine Reihe von Fragen, die Du Dir immer wieder stellen kannst. Am besten trägst Du die Antworten in Dein Arbeitsheft ein.

- Wo sage ich immer: „Aber das ist doch nichts. Das zählt doch nicht. Das kann doch jeder"? (Meistens ist es so, dass es nicht jeder kann, es ist nur selbstverständlich für uns, weil wir es können.)

- Was habe ich bisher in meinem Leben erreicht? Und welche Fähigkeiten, Eigenschaften, Stärken haben mir dabei geholfen?

- Was liegt mir ganz stark am Herzen? Und welche meiner guten Eigenschaften kann ich dahinter erkennen?

- Wofür loben mich andere?

- Was kann ich am besten?
  - Im organisatorischen Bereich (aufräumen, koordinieren, sortieren)

- Mit Zahlen, Logik und analytischen Dingen

- Im körperlichen Bereich (z.B. Sport und Tanzen)

- Mit Informationen umgehen (recherchieren, lernen, Wissen organisieren usw.)

- Im technischen Bereich (gut mit technischen Geräten, Maschinen, Computern umgehen können)

- Im handwerklichen Bereich (bauen, basteln, reparieren usw.)

- Im zwischenmenschlichen Bereich (zuhören, klären, verhandeln usw.)

- Mit Sprache (Fremdsprachen oder Schreiben)

- In der Lehre und Ausbildung (erklären, vormachen, beschreiben, vermitteln)

- Im musikalischen Bereich

- Im kreativen, gestaltenden, künstlerischen Bereich

- Im kaufmännischen,
  unternehmerischen Bereich

Wenn es Dir dennoch immer noch schwerfällt
Deine Stärken zu sehen, noch ein paar weitere Möglichkeiten, um diese herauszufinden:

- Beobachte Dich selbst, welche Dinge Dir
  einfach von der Hand gehen.

- Blicke in Deine Vergangenheit und suche
  nach Ereignissen, wo Du Probleme lösen
  musstest und Erfolgserlebnisse hatten:
  Welche Stärken hast Du damals in dieser
  Situation eingesetzt?

- Achte auf die Situationen, wo Du bei anderen
  Menschen ungeduldig wirst, wenn diese
  etwas nicht so gut können. Diese Dinge sind
  oft unsere größten Stärken.

- Unter welchen Bedingungen oder in welchem
  Umfeld fühlst Du Dich besonders wohl,
  glücklich und kannst Du effizient arbeiten?

- Was ist der Grund für dieses Wohlfühlen
  (Menschen, die Aktivitäten, die
  Rahmenbedingungen etc.)?

- Welche Menschen machen Dich besonders
  „lebendig"?

- Welche Bücher liest Du am liebsten, welche Sendungen schaust oder hörst Du Dir an?

- Analysiere Dein Umfeld: Mit welchen Menschen verbringst Du besonders viel Zeit? Womit umgibst Du Dich?

ჭზ

Oft haben wir Stärken, die uns als solche nicht (mehr) bewusst sind. Diese gilt es, in unser Bewusstsein zu holen, oder sie wieder zu entdecken. Das kann mit der Beantwortung gezielter Fragen wie den zuvor genannten gelingen. Aber auch mit professioneller Hilfe eines Coaches ist dies möglich. Seine Stärken zu kennen, gibt einem auch das Gefühl innerer Stärke und damit das Gefühl, dass einen so schnell nichts umwerfen kann und dass man selbst aufrecht, kraftvoll und handlungsfähig im Leben steht.

Dabei sollten wir beachten, dass Leben immer Veränderung bedeutet. Wir uns nicht auf unseren Erfolgen ausruhen sollten, sondern mit Ausdauer auf unserem Weg bleiben. Dies ist eine weitere Tugend unserer göttlichen Heldin, der wir uns im nächsten Kapitel widmen.

4. Ausdauer

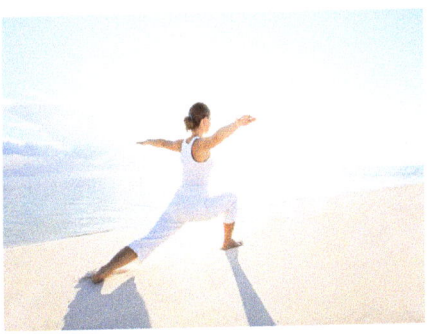

Die Heldin, die nicht jeder Regung nachgeht, sondern eine gewisse Art von Askese zu betreibt um mit ihren Kräften haushalten zu können.

Der Yoga-Leitfaden (Yoga Sutra) gibt zehn Vorschläge für ein besseres Leben. Dies sind die Yamas und Nyamas. Die achte Regel ist hierbei:

*Zielstrebigkeit (Tapas): Ein klarer Entschluss (Gelöbnis), ein klarer Lebensplan und ein konsequenter Weg des Übens. Tapas bedeutet ein diszipliniertes Leben zu führen. Wer eine klare Zielorientierung und große **Ausdauer** hat, der siegt auf seinem Weg.*

Hierbei geht es nun um das Lösen der Blockaden in unserem Geist, indem wir in unserem Leben eine gewisse Disziplin einhalten.

Diese bezieht sich vor allem auf Körper- und Atemübungen, auf unsere Ernährung, Schlaf und den Umgang mit Arbeit und Erholung.

> *Goethe hat es einmal schön in Worte gefasst:*
> *„Es ist nicht genug zu wollen, man muss auch*
> *tun."*

Und genau das Tun unterscheidet selbstbewusste Menschen oft von den weniger selbstbewussten. Denn dieses Tun erfordert unter anderem Selbstdisziplin. Ich bin der Meinung, dass man diese auch erlernen kann oder sogar muss, denn Selbstdisziplin begünstigt in jedem Fall unser Selbstvertrauen. Oder anders ausgedrückt: Sie ist eine Grundvoraussetzung dafür. Hintergrund ist, dass Selbstvertrauen zu stärken gleichzusetzen mit dem Erlernen einer neuen Gewohnheit ist. Warum wir dafür viel Ausdauer und Disziplin benötigen zeigt uns wiederum folgendes Zitat:

> *"Es braucht 40 Tage, um eine neue Gewohnheit*
> *zu formen,*
> *90 Tage, um sie zu bestätigen,*
> *120 Tage um sie in dir zu integrieren und*
> *1.000 Tage um sie zu meistern."*
> *Yogi Bhajan.*

4.1 Was ist „Disziplin"?

Im Duden-Wörterbuch kann man u.a. Folgendes lesen: *„Disziplin ist das Beherrschen des eigenen*

Willens, der eigenen Gefühle und Neigungen, um etwas zu erreichen.“

Dies ist eine sehr gute Ausgangsbasis. Hier geht es zwar um das „Beherrschen", also schon um etwas eher „Hartes" – wichtig ist aber der Zusatz „um etwas zu erreichen„.

Disziplin ist also nichts, was allumfassend sein muss, sondern wir können punktgenau diszipliniert sein, wenn wir unser Ziel „Selbstbewusst zu sein" erreichen wollen.

„Der freie Wille besteht nicht in der Freiheit,
das zu tun, was man tun möchte,
sondern in der Kraft, das zu tun,
was getan werden muss,
auch wenn es uns innerlich widerstrebt.“

George MacDonald

In diesem Fall geht es um die Selbstdisziplin, um das zu tun, was getan werden muss um dranzubleiben, „ein selbstbewusstes Leben zu führen".

4.2 Wie können wir diese erreichen?

<u>Hier einige Vorschläge:</u>

1. Führe ein kleines Disziplin-Buch

Es ist empfehlenswert, einmal herauszufinden, wie es tatsächlich um die eigene Selbstdisziplin bestellt ist. Es kann gut sein, dass Du bereits diszipliniert bist, es Dir selbst aber gar nicht anrechnest, da Du nur auf die Dinge schaust, die noch nicht funktionieren. Wenn Du für eine gewisse Zeit einmal genau Buch darüber führst, kannst Du viel besser einschätzen, wie diszipliniert Du wirklich schon bist. (Auch bei Menschen, die von sich selbst glauben, „überhaupt keine Selbstdisziplin" zu haben, gibt es immer Bereiche, in denen sie es schaffen, dranzubleiben, z.B. bei den eigenen Leidenschaften und Hobbys.) Das zu erkennen tut gut und ermöglicht es uns, zu verstehen, was wir brauchen, um disziplinierter zu werden. Eine kleine Anmerkung am Rande: Wenn Du das empfohlene Arbeitsbuch regelmäßig führst, hast Du auch bereits ein Erfolgserlebnis, denn auch dies zeugt eindeutig von Disziplin.

2. Mache es Dir so leicht wie möglich, diszipliniert zu sein. Neben der grundsätzlichen Möglichkeit zur Erfüllung der gestellten Aufgaben kannst Du noch einiges dafür tun, sich die Sache möglichst leicht zu machen: Sorge für die nötige Motivation. Dazu gehört, sich klar zu machen, warum Du selbstbewusster werden willst. Formuliere in unserem Fall den Sinn an dieser Aufgabe für Dich. Also warum Du Dein Selbstvertrauen verbessern möchtest.

3. Mache Dir Gedanken über mögliche Hilfen und Unterstützungsmöglichkeiten, die Du nutzen kannst. Was kann es Dir leichter machen die Übungen für Selbstvertrauen anzugehen? Werde Dir auch der Folgen bewusst, wenn Du die vorgenommenen Übungen nicht regelmäßig ausführst. Womit musst Du Dich befassen, wenn Du bestimmte Übungen immer weiter vor Dir herschiebst?

4. Belohne Dich
Der Vorschlag, sich selbst für erledigte Aufgaben zu belohnen, erwähnte ich schon im vorigen Kapitel als Idee um Dein Selbstvertrauen zu stärken. Auch für mehr Disziplin kann er sehr wirksam sein. Gerade wenn wir fürchten, dass unsere Disziplin nachlassen könnte, kann eine verlockende Belohnung über mangelnde Motivation hinweghelfen. Belohnungen können dabei alles Mögliche sein: Etwas Schönes welches man sich selbst kauft, eine Aktivität, zu der man sich einlädt, ein bestimmtes Freizeitpensum, etwas anderes was Dir gut tut und Freude bereitet.

5. Gehe aktiv mit Widerständen um
Hin und wieder wird es vorkommen, dass es Dir trotz all der genannten Faktoren nicht möglich ist, diszipliniert Deine Übungen durchzuführen. Dann ist es zu empfehlen, sich genauer mit dem zu befassen, was Dich daran hindert. Vielleicht sind es innere Widerstände, die von der Angst vor Veränderung kommen?

In diesem Fall befasse Dich mit folgenden Fragen:

Welchen Grund kann es haben, dass ich diese Übung nicht machen will?

Habe ich möglicherweise einen Nutzen davon, die Übungen nicht zu machen? Habe ich Angst, nicht mehr geliebt zu werden, wenn ich selbstbewusster bin?

Welcher Teil in mir blockiert mich? Und welcher will die Aufgabe angehen? Was könnte der Grund für den Konflikt dieser Teile sein und wie lässt sich dieser vielleicht lösen? Widerstände aufzudecken, ist oft recht schwierig, da viele von Ihnen unbewusst sind. Hier kann es helfen, mit jemanden darüber zu sprechen, der genug Abstand von der Sache selbst hat, um neue Impulse zu bekommen.

Wer fällt Dir dazu ein?

❧

Genauso wie Du sportliche Ausdauer mit, regelmäßigem Training verbesserst, kannst Du auch die Selbstdisziplin mit entsprechender Übung steigern. Denn bei allem, was Du angehst ist es wichtig dranzubleiben um dauerhaft erfolgreich, im Sinne von „selbstbewusst" zu sein. Für die Selbstdisziplin ist es zudem wichtig sich seiner Kraftquellen bewusst zu werden, Ruhepunkte zu finden. Darum geht es nun im letzten Kapitel.

5. Energiequellen

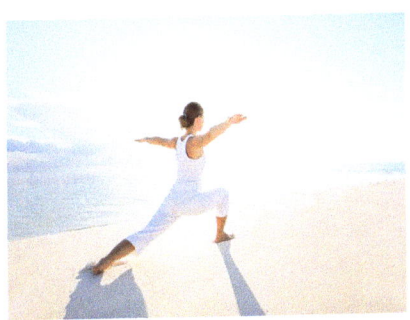

... die Heldin, die Ihre Kraft aus der Ruhe findet.
In der Ruhe liegt die Kraft - was sind Deine Energiequellen?

In diesem Kapitel lernen wir unsere Energiequellen kennen, um aus Ihnen Kraft zu tanken. Wer regelmäßig für sich sorgt und sich entlastende Auszeiten verschafft um gelassener zu werden, hat die besten Chancen, sein Selbstvertrauen zu stärken. Denn schon Marie von Ebner-Eschenbach sagte:

Die Gelassenheit ist eine anmutige Form des Selbstbewusstseins.

Ruhepausen, in denen Du Kraft schöpfen kannst, sind geradezu ein Dünger für Dein Selbstvertrauen. Deshalb solltest Du diesen Weg zu Gelassenheit, Selbstsicherheit und Selbstvertrauen regelmäßig gehen.

Vielleicht nimmst Du einige der vorangegangen Übungen, sei es Yoga oder die Übungen aus Kapitel eins „Zeit mit Dir", oder lernst eine Entspannungsmethode. Du kannst aber auch einfach in der Meditation zur Stille finden oder nur durch Feld, Wald und Wiese streifen.

Wichtig ist, dass Du Dir die **Zeit für Dich** nimmst. Sie in den Kalender einträgst und Dir wichtig ist. Denn sie führt zu Gelassenheit, welches wie obiges Zitat ausdrückt eine der Grundvoraussetzungen für das Selbstvertrauen ist. Wenn wir gelassen durch das Leben gehen, uns spüren und die eigenen Grenzen wahrnehmen, fällt es uns leichter zu uns selbst zu stehen und für unsere eigenen Belange einzutreten.

5.1 Was kannst Du konkret für Dich tun?

Wir leben in einer Zeit und Gesellschaft des Überflusses. An materiellen Werten, Informationen und auch hinsichtlich des Anspruchs an unser Leben. Noch nie hatten Menschen so viele Möglichkeiten. Für die Berufswahl, die Partnerwahl, den Wohnort, den Zeitpunkt für die Familiengründung oder für die Freizeitgestaltung.

Um uns bewusst zu werden, was wir davon wirklich benötigen um glücklich und selbstbewusst durch das Leben zu gehen, müssen wir Freiräume in unserem Alltag schaffen. Wenn wir immer nur mehr in unseren Kopf reinstopfen wollen, nehmen wir es irgendwann gar nicht mehr auf. Wir fühlen uns unruhig und sind weit von unseren Energiequellen entfernt, die zu Gelassenheit führen und so unser Selbstvertrauen stärken.

5.1.1 Ideen für ein gelasseneres Leben:

Meditation

Hier folgen nun einige kleine, aber dafür sehr wertvolle Ideen, wie wir diese Freiräume in unserem Kopf schaffen – für neue Ideen und um die Dinge zu genießen, die wir haben. Beginnen möchte ich mit einem Unterpunkt, der Meditation.

Zur Einführung wieder einmal eine kleine Geschichte:

Ein Mann war auf der Suche nach dem Sinn seines Lebens. Er wollte unbedingt wissen, was er Sinnvolles aus seinem Leben machen sollte. Immer mal wieder begegnete er interessanten Zitaten aus dem Buddhismus. Er hörte, dass Meditation und Achtsamkeit vielen Menschen bei der Suche nach ihrer Erfüllung geholfen hätte. Er besuchte Seminare und las Bücher. Er wollte alles wissen und wirklich genau das finden, was ihn am glücklichsten machen würde.

Um von dem Besten zu lernen, entschloss er sich zu einem sehr bekannten, hoch angesehenen Zen-Meister zu reisen. Er bestieg ganz alleine den Berg zu dem Kloster, in dem der Zen-Meister lebte.

Als er ankam, begrüßte der Zen-Meister ihn mit einem freundlichen Blick und bedeutete ihm Platz zu nehmen.

Der Mann setzte sich und schaute den Zen-Meister erwartungsvoll an. Da dieser ihn lächelnd, aber schweigend ansah, begann er zu erzählen, warum er gekommen sei. Was er alles gelesen und gelernt hatte. Welches seine Gedanken über das Leben seien und seine Theorien, was seine Erfüllung sein könnte.

Der Mönch hörte geduldig zu. Irgendwann stand er auf und holte Tee. Er stellte dem Mann eine Tasse hin und füllte sie mit Tee. Als die Tasse voll war, setzte der Zen-Meister die Teekanne nicht ab, sondern schenkte weiter Tee ein. Natürlich lief die Tasse über und der Tee auf den Tisch und schließlich auf den Boden. Doch den Zen-Meister blieb ganz ruhig bei der Sache und machte weiter.

Als der Mann sah, dass alles überlief, sprang er auf und rief: "Mensch, was machen Sie denn? Sehen

Sie denn nicht, dass die Tasse schon voll ist? Hören Sie doch auf!"

Da sah der Zen-Meister ihn freundlich an und sagte: "Dein Kopf ist so voll mit Gedanken, dass darin kein Platz mehr ist. Was immer ich dir heute sagen würde, würde wie das Wasser hier verschüttet werden. Geh nach Hause und schaffe Platz in deinem Leben und in deinem Kopf.

Meditation das Herz des Yoga, ist wahre Psychohygiene. Es gibt viele Möglichkeiten Mediation zu erlernen und ich habe in meinen anderen Büchern immer wieder darüber geschrieben, so dass ich hier nur kurz darauf eingehen möchte.

Meditation bedeutet, bei allem, was man tut, völlig aufmerksam zu sein – beispielsweise darauf zu achten, wie man mit jemandem spricht, wie man geht, wie man denkt, was man denkt.
— Krishnamurti

Meditieren ist ganz einfach und hat viele positive Auswirkungen auf Deinen Geist und Deinen Körper. Durch Meditation wirst Du selbstbewusster, fokussierter und energetischer. Du gewinnst an innerer Stärke und Wachheit, während Du Dich gleichzeitig entspannst. Somit schließen wir den Kreis dieses Buches wieder auf einfache Weise. Die Zeit, die du tägliche in Deine Meditationseinheit investierst, erhälst Du in Form von mehr Klarheit, Energie und Lebenskraft vermehrt wieder zurück.

Zudem hilft Dir Meditation im Alltag sehr gut, um mit Stress und Angstsituationen besser umzugehen.

Zu Beginn gibt es sicher einige Fragen:
Wie kann ich das Meditieren lernen?
Wie fange ich am besten an?
Welche Haltung soll ich einnehmen?
Auf was muss ich achten?

Wie kann man Meditation lernen? Was genau macht man während der Meditation? Wenn Du an Meditation denkst, kommen Dir wahrscheinlich bestimmte Bilder in den Kopf, vielleicht ein Buddha, der unbeweglich dasitzt und offensichtlich nichts tut. So kann Meditation aussehen, muss sie aber nicht.

Denn Meditation kann auch stattfinden, wenn Du gerade mit jemandem sprichst, wenn Du Dich duschst, spazieren gehst oder kurz vor dem Einschlafen bist. Meditieren bedeutet einfach nur, (Dir Deiner selbst) bewusst zu werden, indem Du „nachdenkst, nachsinnst, überlegst". Das kannst Du immer und fast in jeder Situation tun.

Wenn man anfängt meditieren zu lernen, empfehle ich, dass man es sich selber so einfach wie möglich macht. Das bedeutet, man macht in dieser Zeit nichts anderes. Man konzentriert sich ausschließlich auf die Meditation.

Meditation lernen in einfachen Schritten:

- Der Ort / Platz

Suche Dir einen Ort aus, an dem Du meditieren willst. Schau, dass es dort ruhig und sauber ist. Du solltest den Platz mögen und Dich darauf freuen, dort täglich etwas Zeit zu verbringen. Wenn Du willst, kannst Du ihn Dir auch mit verschiedenen Gegenständen verschönern, beziehungsweise gemütlicher machen. Aber halte den Ort einfach und entferne alle überflüssigen Sachen. Es geht schließlich darum, in Dich zu gehen. Und dies geht am leichtesten, wenn man alle äußerlichen Störeinflüsse minimiert. Auch solltest Du zu Beginn möglichst immer den gleichen Platz wählen. Desto eher weiß Dein Verstand, dass nun die Zeit für die Meditation gekommen ist.

- Sorge für Ruhe

Bevor Du mit dem Meditieren beginnst, schau, dass es an Deinem Platz ruhig und angenehm ist. Das heißt, schalte wenn möglich Dein Telefon aus und sorge dafür, dass Du für die Dauer der Meditation von niemandem unterbrochen wirst.

- Die Sitzposition

Du solltest Dich nicht auf den kalten Boden setzen. Besorge Dir deshalb eine Yogamatte oder setze Dich auf ein Kissen. Schau, dass Du es warm und wohlig hast. Vielleicht magst Du Dir mit der Zeit auch ein spezielles Meditationskissen oder Bänkchen zulegen? Die Unterlage sollte in jedem Fall eher hart sein. Im Bett zu meditieren ist ungünstig, da Du dort einsinkst. Als Anfänger setze Dich einfach im Schneidersitz auf Deine Unterlage. Wenn Du etwas dehnbarer bist, dann kannst Du probieren, einen Fuß auf den anderen zu legen (Halb-Lotus Position). Wenn dir das Sitzen auf dem Boden unangenehm sein sollte, kannst Du auch auf einen ganz normalen Stuhl sitzen. Hauptsache, es fühlt sich gut an. Es kann am Anfang etwas umkomfortabel sein, aber Du solltest auf keinen Fall Schmerzen dabei haben.

- Die Körperhaltung

Eines der wichtigsten Grundsätze beim Meditieren ist, dass Du eine aufrechte Wirbelsäule hast. Ein aufrechter Rücken bewirkt, dass sich Deine Brust öffnet, Du frei atmen kannst und ein ungehinderter Energiefluss zustande kommt. Die Arme lässt Du einfach in Deinen Schoß fallen und Deine Hände legst Du ineinander. Die Daumen zeigen gegeneinander, berühren sich aber nicht. Der Kopf blickt locker geradeaus. Die Schultern sind entspannt. Versuche Deinen ganzen Körper zu entspannen während Du gleichzeitig eine aufrechte Haltung beibehältst.

- Bevor es losgeht

Du sitzt nun an einem ruhigen Platz in aufrechter Haltung. Dann schließe die Augen und atme ein paarmal ganz bewusst tief in Deinen unteren Bauchteil ein und aus. Kontrolliere währenddessen noch mal Deine Körperhaltung: der Rücken ist aufgerichtet, die Schultern locker, der Brustraum frei so dass sich ein entspanntes Gesamtgefühl ergibt. Wenn Du magst, kannst Du Dir einen Wecker stellen. Yogi Bhajan empfiehlt mit nur zwei Minuten zu beginnen und dies dann immer mehr auszuweiten. Es gibt viele unterschiedliche Meinungen hierzu. Ich empfehle Dir einfach nur loszulegen!

- Die Meditation

Nachdem Du die ersten tiefen Atemzüge genommen hast, bleibe mit Deiner Aufmerksamkeit bewusst bei Deinem Atem. Am Anfang geht es nur darum, „herauszukommen" aus Deinem Kopf und „hineinzugehen" in Deinen Körper. Spüre Deinen Atem, wie er langsam in Deinen Körper ein und ausströmt. Achte auf jedes kleine Detail. Achte darauf, wie sich Dein Bauch beim Einatmen weitet und wie der Luftstrom Deine Oberlippe beim Ausatmen passiert. Das Ziel ist es, während der ganzen Meditation, Deinen Atem bewusst zu beobachten. Früher oder später, wahrscheinlich schon nach wenigen Sekunden, werden Dich Deine Gedanken wieder davon ablenken. Das macht aber nichts, das ist ganz normal. Wenn das passiert, führe Deine Aufmerksamkeit wieder ganz sanft auf Deinen Atem zurück.

- Die Meditation beenden

Das Ziel dieser Meditationsübung ist es natürlich, dass Du diesen Zustand auch in Deinen Alltag mitnimmst. Wenn Du Dich entschließt die Meditation zu beenden, dann springe nicht sofort auf und gehe sofort zurück in den Alltag. Nimm Deinen geschärften Fokus und Deine neue Energie mit zu Deiner nächsten Aufgabe. Bleibe Dir und Deinem Atem bewusst. Bewahre Deine aufrechte Haltung.

Weitere Ruhepunkte

1. Dankbarkeit - Sich einmal am Tag bewusst machen, wofür man dankbar ist. Halte jeden Tag einmal kurz inne und überlege, wofür Du heute dankbar bist. Notiere hierzu einen oder mehrere Sätze in Deinem Notizbuch. Dies weckt ein Gefühl von Zufriedenheit in Dir, denn Du wirst Dir immer mehr bewusst, was Du alles schon hast. Diese tiefe Zufriedenheit führt automatisch zu mehr innerer Ruhe und Gelassenheit.

2. Werde aktiv.
Bewegung ist die beste und natürlichste Medizin für Entspannung und wirkt gleichzeitig Stress entgegen. Sie baut unmittelbar Stresshormone ab und setzt gleichzeitig Glückshormone frei. So kann man gut Distanz zu den Problemen des Alltags schaffen und ebenfalls Ruhe finden.

3. Reagiere Dich ab.
Ähnlich wie Sport wirken auch kurze, gezielte emotionale Ausbrüche, zum Beispiel wenn Du Dich geärgert hast. Schreie Deinen Bildschirm an, haue mit der Faust auf den Tisch, stampfe laut auf den Boden. (Zerstöre dabei aber bitte nichts). Kurze gezielte Wutausbrüche untermauern zudem wieder Dein Selbstbewusstsein: Denn Du traust Dich etwas!

4. Vergiß Multitasking.
Einige Studien beweisen, Menschen sind nicht produktiver, wenn sie mehrere Aufgaben gleichzeitig

erledigen. Entspannter sowieso nicht. Im Gegenteil: Oft hindert es sie, konzentriert auf ein Ziel hinzuarbeiten und verursacht deshalb Stress. Versuche lieber Schritt für Schritt vorzugehen und eine Aufgabe nach der anderen zu erledigen.

5. Schalte Zeitfresser aus.
Was raubt Dir am Tag die meiste Zeit? Womit hälst Du Dich besonders gerne und lange auf? Beim Surfen im Internet? Muss das sein? Ist das sinnvoll und produktiv? Wenn nicht, setze Dir bewusst Grenzen. Nur so findest Du auch mehr Zeit für Ruhe.

Und dann?

6. Schalte ab.
Dies ist jetzt sehr wörtlich gemeint. Wenn Du entspannen willst, solltest Du alle Störfaktoren und Stressoren in Deiner Umgebung eliminieren. Also: Handy aus, Telefon aus, E-Mail aus, PC aus, Tür zu, Licht dimmen, nicht aus dem Fenster starren, sondern einen Ruhepol im Raum fixieren, versuchen, an nichts zu denken und die Gedanken treiben lassen.

7. Entspannungsübungen & Entspannungstechniken
Hier ein paar gezielte Übungen, für mehr Ruhe und Gelassenheit:

- <u>Atmen</u>. Setze oder stelle Dich aufrecht hin, die Schultern gerade. Nun versuche nur durch die Nase in den Bauch zu atmen –

ohne dass sich der Brustkorb hebt. Atme nach der 4-6-8-Methode: Langsam und tief einatmen, bis vier zählen, die Luft anhalten, bis sechs zählen, langsam durch den Mund ausatmen und bis acht zählen. Das Ganze mindestens fünf Mal wiederholen. Mit der Übung kannst Du übrigens Stress genauso wegatmen wie Frust oder Wut.

- Atem zählen. Setze Dich aufrecht hin, lockere Dich etwas, atme langsam tief ein und aus und zählen die Atemstöße: ein, aus, 1, ein, aus, 2, ein, aus...

- Lachen. Dies fördert nicht nur das Selbstbewusstsein, wie im dritten Kapitel bereits erwähnt. Gelotologen, Wissenschaftler, die das Lachen (griechisch: gelos) erforschen, haben auch herausgefunden, dass Lachen Stress abbaut, Abwehrkräfte, stärkt, die Stimmung hebt (weil der Körper vermehrt Glückshormone ausschüttet), den Blutdruck senkt und Schmerzen lindert. Es fördert sogar berufliches Fortkommen, so Lachforscher: Heitere Belegschaften sind gesünder, daher produktiver und nachweislich kreativer. Vor allem aber baut es soziale Beziehungen auf und hält diese zusammen. Linus Torvalds, Erfinder der Linux-Software, setzt den Spaß sogar für gutes Programmieren voraus: „Die Leute müssen Quatsch machen dürfen", sagte er mal in einem Interview. Nimm Dir hierzu noch einmal die Übungen aus dem zweiten Kapitel her und spüre die entspannende Wirkung.

- <u>Progressive Muskelrelaxation</u>. Die Methode hat der Schwede Edmund Jacobson entwickelt. Dabei geht es darum, einzelne Muskelgruppen der Reihe nach gezielt anzuspannen, um sie dann abrupt wieder zu lösen. Dadurch lässt sich der Körper binnen weniger Minuten vollständig entspannen. Es braucht dazu allerdings etwas Übung. So geht's: Beginne mit den Füßen. Balle zuerst die Zehen für etwa vier Sekunden mit aller Kraft zusammen, dann löse den Druck schlagartig. Während Du eine kurze Pause machst, versuche zu spüren, wie die Wärme in die Fußspitzen steigt. Danach gehe von der Ferse Stück für Stück und Muskelgruppe für Muskelgruppe weiter nach oben vor. Die meisten sind schon entspannt, bevor Du bei den Armen ankommst. Versuche auch das Gesicht zu entspannen, indem Du Dir vorstellst in eine saure Zitrone zu beißen. Am Ende der Übung spanne noch einmal den gesamten Körper an und löse wieder. Spüre nach, nimm das wunderbare entspannte Gefühl mit in Deinen Alltag!

- <u>Durchstrecken</u>. Die meisten Menschen verkrampfen, wenn sie längere Zeit vor dem

Computer sitzen. Oder sie sacken in sich zusammen. Beides ist nicht gut. Das Gegenmittel ist ausgedehntes Strecken. Aufstehen, Beine ausschütteln, tief durchatmen, Arme in die Luft strecken und sich recken und dehnen. **Studien haben sogar gezeigt, dass fünf Minuten ausgiebiges Strecken bis zu eine Stunde Schlaf ersetzen kann.**

- <u>Autogenes Training.</u> Autogenes Training gehört, wie auch die schon erwähnte Muskelrelaxation nach Jacobson, zu den Methoden mit einem etwas höheren Übungsaufwand. Beim autogenen Training arbeitest Du mit mentalen Bilden, Affirmationen und anderen Mustern, die Dich positiv stimmen und mit neuer Energie versorgen können. Die Methode kann über eine Audio-CD oder in einem VHS-Kurs leicht erlernt werden.

- <u>Phantsiereise:</u> Die Phantasiereise gehört zu den imaginativen Verfahren. Während man entspannt sitzt oder liegt, erzählt oder liest ein Sprecher oder ein Therapeut eine fiktive Geschichte, die man sich lebendig in seiner Phantasie vorstellt. Der Erzähler versucht dabei möglichst viele Sinnesebenen anzusprechen und angenehme Gefühle auszulösen. Dadurch dass man sich die Geschichte ganz lebendig vor seinem inneren Auge vorstellt, kommt es zu einer Entspannungsreaktion. Auch dies wird häufig neben der klassischen Tiefenentspannung „Shavasana" im Yoga eingesetzt.

Beispiel für die Phantasiereise; **Ort der Ruhe**:

Mache es Dir einmal so bequem wie möglich. Setze oder lege Dich hin und verändere solange Deine Lage bis Du gut sitzt oder liegst.

Lass Dir Zeit. Du musst jetzt überhaupt nichts leisten. Diese Zeit gehört nur Dir.

Dann schließe Deine Augen, ziehe die Sinne von außen ab und gehe mit der Wahrnehmung nach innen.

Wie geht es Dir?

Was zeigt sich im Körper?

Wie fließt Dein Atem? Ruhig und gleichmäßig? Spürst Du ihn tief unten im Bauchraum, wie er ein und aus geht?

Kannst Du spüren, dass er Dich wie auf einer Welle tief in die Ruhe hineinträgt?

Und dann stell Dir vor, Du gehst an einem schönen, sonnigen Tag an Deinen Lieblingsplatz, ein Ort, der Dir Ruhe und Kraft gibt.

Mit ruhigen, gleichmäßigen Schritten läufst Du dort hin. Wie sieht Dein Weg aus?

Ist er sandig?

Oder liegen kleine Kieselsteine auf dem Weg?

Wo führt er Dich hin?
- An einen See?
- Ans Meer in eine kleine lauschige Bucht?
- Auf einen Berg zu einer Alm?

Suche Dir einen schönen Platz, an dem Du Dich umschauen kannst. Mache es Dir hier ganz gemütlich.

Was kannst Du sehen, welche Pflanzen gibt es hier?
- Büsche?
- Bäume?
- Gibt es Blumen?

Welche Geräusche hörst Du?
- Vögel?
- Andere Tiere?

Was kannst Du riechen?

Nimm alles ganz genau wahr. Was fühlst Du dabei?

Bleibe an Deinem Ort der Ruhe solange möchtest. Du weißt, dass Du jederzeit hierher zurück kommen kannst, wenn Du neue Energie und Kraft brauchst. Wenn es für Dich stimmig ist, mache Dich langsam bereit, den Rückweg anzutreten... Recke und strecke

Dich, gähne, bewege Hände, Arme, Füße und öffne ganz zum Schluss die Augen um wieder im „Hier und Jetzt" anzukommen.

⊰⊱

- **Ernährung:** Es ist schon länger bekannt, dass Essen glücklich macht. Lebensmittel wie Nüsse, Schokolade oder Bananen enthalten Stoffe, die die Stimmung heben. Natürlich alles in Maßen.

- **Farben:** Nutze die Kraft der Farben. Auch Farben können unsere Stimmung subtil beeinflussen. Mit farbigen Lampen oder großformatigen bunten Bildern im Büro oder Zuhause kann man diesen Effekt bewusst provozieren: Blau beruhigt, Rot und Orange regen an, Grün lockert auf, Gelb macht kreativ. Die östliche Lehre Fengh Shui kann Dir hierzu viele weitere Anregungen bieten.

- **Verwöhnritual:** Nimm ein Bad. Viele Menschen können bei einem warmen, duftenden Bad wunderbar abtauchen und die Seele treiben lassen. Mit ein paar flackernden Kerzen wird das Ganze sogar noch zu einem höchst sinnlichen Erlebnis.

- **Duft:** Gerüche zielen direkt auf unser Gehirn und beeinflussen über das limbische System Instinkte wie Hunger, Müdigkeit oder Sympathie. Aber vor allen Dingen können die

Aromen mithilfe einer Duftkerze oder Duftlampe zur Entspannung beitragen. So fördert Zitronenaroma etwa die Konzentration, Lavendel hilft, mathematische Aufgaben schneller und fehlerfreier zu lösen, Vanille, Rosenduft oder Ylang-Ylang können Stress abbauen, während Pfefferminz den Geist belebt.

- Musik: Musik vermittelt starke Emotionen und kann diese sowohl dämpfen oder verstärken. Mit beschwingten oder sphärischen Klängen, ruhigem Jazz, Lounge-Musik oder alten Songs, mit denen Du Dich an glückliche Momente erinnerst, kannst Du leicht schlechte Laune, Stress oder Trauer vertreiben und dadurch entspannen. Meine Lieblingsmusik kommt von den Beatles. Sie haben für jede meiner Stimmungen etwas in ihrem Repertoire, sind irgendwie immer aktuell und drücken in vielen Songs das Zeitgefühl ihrer Ära aus.

- Massage: Wer sich schon mal beim Friseur eine Kopfmassage gegönnt hat, weiß, wie wohltuend der sanft zirkulierende Druck auf Kopf, Nacken oder Schultern sein kann. Massagen entspannen unmittelbar – und dafür muss man nicht unbedingt zu einer Massagepraxis. Wie wäre es mit einer Selbstmassage, zum Beispiel mit einer im

Handel erhältlichen Bürste, oder einem Massageroller?

- Auszeit: Gönne Dir einen Faulenzertag. Gestatte Dir hin und wieder, richtig faul zu sein. Einen Tag nur faulenzen und nichts tun, ganz ohne schlechtes Gewissen hilft Dir neue Kraft und Energie zu tanken.

- Details: Gehe mit der Kamera auf Entdeckungstour. Wenn Du Dich auf Motivsuche begibst, wirst Du auch einen Blick für sonst scheinbar unbedeutende Kleinigkeiten und vermeintlich gewöhnliches bekommen und dadurch wunderbares und faszinierendes entdecken, das Du sonst so nicht wahrnehmen würdest. Durch dieses Entdecken von Vielfalt und Neuem kannst Du entspannen, abschalten und Deinen Alltag bereichern.

- Stille: Ruhe und Stille sind Kraftquellen in unserer heute doch recht lauten Welt. Es klickt, piept, läutet, rattert – wir sind fast permanent einem erheblichen Geräuschpegel ausgesetzt. Die Stille ist häufig richtig ungewohnt, für manche sogar unangenehm. Bei vielen Menschen muss immer etwas eingeschaltet sein – der Fernseher, das Radio oder was auch immer. Doch hin und wieder tut es gut, einfach nur die Stille bewusst wahrzunehmen. Es heißt nicht umsonst: In der Ruhe liegt die Kraft. Denn was macht ein Sportler vor dem großen Wettkampf? Oder ein Künstler vor seinem Auftritt? Er sucht in der Regel die Stille, um alle Kraft und Energie für den großen Auftritt zu sammeln. Suche auch Du deshalb einen Ort der Stille,an den Du Dich zurückziehen kannst, wenn Dir danach ist.

- <u>Oase:</u> Der Alltag gestattet häufig wenig Freiraum: Familie, Arbeit, Verpflichtungen, dabei kommen wir selbst dann oft zu kurz. Die Momente, in denen sich entspannen lässt, sind rar. Wohl jeder von uns braucht hin und wieder einen Rückzugsort, an dem wir einfach wir selbst sein können und keinerlei Hektik, Stress oder Ärger zulassen. Ein Platz zum Entspannen, Wohlfühlen und Kraft tanken. Allein die individuellen Vorlieben entscheiden darüber, ob wir uns an einem bestimmten Ort wohlfühlen oder nicht. Daher muss jeder selbst seinen Platz finden bzw. schaffen, welcher dazu geeignet ist, sich zu sammeln und neue Kraft zu tanken. Manche Menschen fühlen sich in der Natur am wohlsten und richten sich beispielsweise ein lauschiges Plätzchen im Garten ein. Andere suchen einen Ort in der Wohnung und haben dort einen Ruheraum. Auch oder gerade Dein eingangs erwähnter Meditationsplatz sollte ein Ruheraum für Dich sein.

- Spaziergang: Ein Spaziergang eignet sich hervorragend, um Stress abzubauen und Kraft zu tanken. Es muss nicht unbedingt ein ausgedehnter Spaziergang sein. Zehn Minuten können schon genügen und sei es auch nur der Weg von der Arbeit nach Hause, sofern sich dies anbieten sollte. Zudem wird durch einen Spaziergang der Kopf wieder frei, was nicht nur die Stimmung hebt, sondern auch Platz für Kreativität schafft.

- Zeit mit Dir: Auch hier noch einmal der Tipp wie im ersten Kapitel, nimm Dir Zeit für Dich, verabrede Dich mit Dir selbst. Gehe respektvoll mit Dir um und schaue auch mal auf Dich. Einigen fällt es schwer, sich Zeit zum Entspannen zu nehmen. Alles andere hat Vorrang oder scheint im Moment wichtiger. Wenn es Dir auch so geht, dann plane bewusst Entspannungstermine, verabrede Dich also mit Dir selbst. So wie Du einen geschäftlichen Termin im Kalender einträgst und Dich verlässlich daran hälst, fixiere einen Termin für Deine Entspannung. Nutze diese Zeit zur Muße.

- Lebendigkeit: Eine Voraussetzung dafür, dass es uns so richtig gut gehen kann, ist unsere Lebendigkeit. Das mag vielleicht ein wenig seltsam klingen – sind wir denn nicht alle lebendig? Leider lautet die Antwort: nein. Lebendigkeit bedeutet, den Augenblick wahrzunehmen, sich bewusst zu sein, dass man am Leben ist. Und das tun die meisten von uns nur ab und zu. Lebendig sein bedeutet, ich nehme mit all meinen Sinnen wahr, was in diesem Augenblick um mich herum ist: Ich sehe die Gegend, die Menschen, die Gegenstände um mich. Ich höre die Geräusche der Autos, der Flugzeuge, die Vogelstimmen, das Rauschen des Windes. Ich spüre, ob es warm oder kalt ist, ich spüre, ob der Wind weht oder nicht, ich spüre die Kleidung auf meiner Haut Ich rieche den Wiesenduft, den Geruch der feuchten Erde; ich spüre, was in diesem Augenblick in meinem Körper vorgeht: Ich merke, ob mir etwas weh tut, ob ich irgendwo verspannt bin, ob ich friere oder hungrig bin. Ich spüre, wie meine Fingerkuppen die Computertastatur berühren und ich spüre den Stuhl, auf dem ich sitze; ich weiß, was in diesem Augenblick in meinem Inneren vorgeht: Ich bin mir bewusst, ob ich glücklich oder traurig bin, ob ich mich wohl fühle in der Gesellschaft meines Gegenübers oder nicht. Ich spüre, ob ich ausgeglichen bin oder mich unter Druck fühle. Ich weiß, welche Vorstellungen, Wünsche und Gedanken mich gerade beschäftigen. Ich kann die Frage, wie es mir geht, ehrlich und detailliert beantworten. Im Kontakt mit anderen Menschen drücke ich das, was in mir ist, auf stimmige Art und Weise aus. Ich stehe dazu, wie ich bin, was ich denke und fühle. Warum ist es wichtig, „lebendig" zu sein? Nur im Zustand der Lebendigkeit sind wir in Tuchfühlung mit unserer Befindlichkeit und unseren Bedürfnissen. Wenn wir in unsere Gedanken eingesponnen sind, spüren wir kaum, wie es uns wirklich geht. Lebendig zu sein bedeutet auch, sich voll und ganz dem zu widmen, was man gerade tut: Wenn Du das Geschirr abwäscht, sollte Deine Aufmerksamkeit ganz bei dieser Tätigkeit sein. Du spürst das Wasser und seine Temperatur auf Deiner Haut, Du nimmst das Gewicht und das Material des Tellers wahr und wie es sich anfühlt. All diese Lebendigkeit lässt Dich eine tiefe Ruhe und Gelassenheit spüren!

Nun noch ein letzter Tipp, dieser wieder etwas ausführlicher: <u>Powernap:</u> Ein kurzes Nickerchen (nicht länger als 20 Minuten) entspannt nicht nur, sondern weckt meist auch neue Energien für den Rest des Tages. So geht es richtig:

1. Trinke vor dem Schlafen ruhig eine Tasse Espresso oder Kaffee. Das Koffein darin wirkt nicht so schnell, dass es das Einschlafen hemmt, gibt aber Schubkraft beim anschließenden Aufwachen.

2. Als kleine Einschlafhilfe atme drei- bis fünfmal langsam und tief durch. Wenn

es Dir möglich ist, dunkle den Raum, indem Du Dich befindest etwas ab und sorgen Sie dafür, dass Du während des regenerativen Powernaps wirklich entspannen köannst und nicht unterbrochen wirst.

3. Halte Dich an die vorgeschlagene Zeit. Ein Schlummerstündchen ist definitiv zu viel. Denn wer zu tief wegsackt, schläft sich müde und fühlt sich nachher erst recht zerschlagen. 20 Minuten sind das Ideal.

4. Döse nicht mehr nach 16 Uhr. Die meisten Menschen bekommen sonst abends Probleme beim Einschlafen.

5. Überlege Dir vorher eine gute Weckstrategie. Albert Einstein, ebenfalls ein bekennender „Nickerer", soll stets einen Schlüsselbund in die Hand genommen haben, der nach einiger Zeit herunterfiel und ihn so wieder weckte. Du kannst aber auch den Alarm an Deinem Handy stellen.

6. Wähle für den nachmittäglichen Energieschlaf einen ruhigen Ort und eine möglichst angenehme Körperhaltung.

ೞೞ

Alle diese Vorschläge sollen Dir helfen, wie eine Heldin Deine innere Kraft zu spüren, durch das Entdecken der eigenen Energiequellen. Die Kraft ist in Dir und nur wenn Du Dich ihrer bewusst wirst, und Möglichkeiten nutzt, Dich immer wieder an diese Quellen anzuschließen erwacht die wahre Heldin in Dir!

Ich wünsche Dir ein heldinnenhaftes, selbstbestimmtes Leben. Voller Freude und Lebendigkeit. Achtsam, bewusst und indem Du Deine Werte lebst.

Sollte Dir dann der Sinn nach mehr stehen, hier ein kurzer Ausblick, wie es weiter gehen könnte...

6. Der Weg geht weiter...

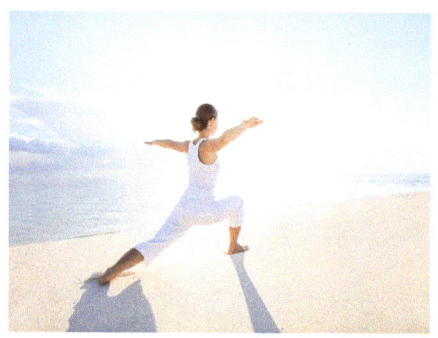

Dieses Buch endet nun hier. Die dargestellten Übungen haben mir geholfen mir meiner Kraft bewusst zu werden, diese zu leben und so die Heldin in mir zu erwecken. Dies wünsche ich natürlich auch Dir. Und denke daran, dass selbstbewusst und mutig den eigenen Weg zu gehen, nicht alles ist, was wir von der Heldin lernen können. Sie zeigt uns auch, wie man Niederlagen hin nimmt, sich aus eigener Kraft wieder nach oben zieht. Dabei wieder zur Heldin wird und sich (neu) ausrichtet auf ihr Ziel.

Da dies Eigenschaften sind, die ebenfalls nicht zu kurz kommen sollten, habe ich mich entschlossen, eine Fortsetzung dieses Werkes zu veröffentlichen, welches im kommenden Jahr erscheinen wird. Hierbei geht es dann um Ziele, Hindernisse auf dem Weg und weitere Dinge, welche der erwachten Heldin begegnen.

Seitenangabe der Übungen

Ideen für mehr Selbstvertrauen im Kurzüberblick:

1. Ich kann alles lernen
2. Ich erkenne mich selbst
3. Ich lebe meine Werte
4. Ich löse meine Herausforderungen
5. Ich gehe in kleinen Schritten
6. Ich stecke meine Ziele und Ideale nicht zu hoch
7. Ich spreche laut und deutlich
8. Ich achte auf meine Körperhaltung
9. Ich wünsche mir...
10. Ich setze mir Ziele
11. Ich akzeptiere meine Fehler
12. Ich tue mir etwas Gutes
13. Ich lache oder lächle
15. Ich achte auf meine negativen Gedanken
16. Ich achte auf mein Äußeres
17. Ich atme ruhig und tief
18. Ich tue nichts, womit ich mir ein schlechtes Gewissen einhandle
20. Ich finde mich toll, da...
21. Andere schätzen an mir...
22. Glaubenssätze
23. Ich wechsle die Perspektive
24. Ich nehme mich und andere an
25. Das ist nicht meine Baustelle
26. Ich hinterfrage gängige Maßstäbe
27. Ich nutze Kritik und sehe sie als Chance

28. Ich überzeuge mich selbst
29. Ich dokumentiere Erfolgserlebnisse
30. Ich stehe zu mir
31. Ich überwinde meine Ängste
32. Ich stehe zu meinen Bedürfnissen
33. Ich gehe in die Öffentlichkeit
34. Ich suche Blickkontakt
35. Ich achte auf mein Umfeld
36. Ich suche Gepräche mit fremden Menschen
37. Ich übernehme Eigenverantwortung
38. Ich erkenne meine Träume und Wünsche
39. Ich lerne mich selbst besser kennen
40. Ich beziehe nicht alles auf mich

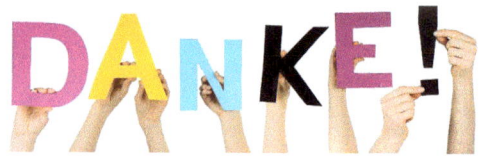

Ein großes Dankeschön gilt wieder allen, die meinen Weg begleitet haben und letzendlich so ein Stück zu diesem Buch beigetragen haben. Allen voran meiner wundervollen Freundin und Lektorin Nicole, ohne die es dieses Buch nie gegeben hätte. Und natürlich auch meiner Familie, für ihr Verständnis und ihre Liebe.

Die Autorin:

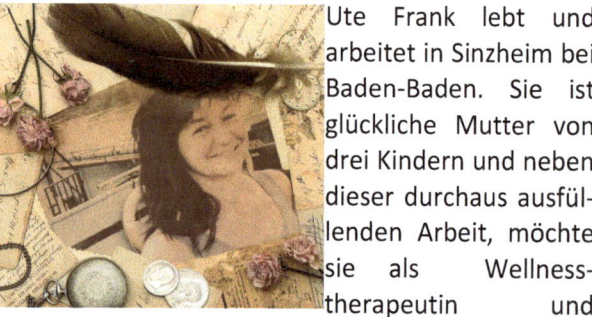

Ute Frank lebt und arbeitet in Sinzheim bei Baden-Baden. Sie ist glückliche Mutter von drei Kindern und neben dieser durchaus ausfüllenden Arbeit, möchte sie als Wellness-therapeutin und Autorin andere Menschen inspirieren deren inneres Licht zum leuchten zu bringen. Mehr über sie unter: www.ute-frank.de

Literaturtipps:

Selbstsicher werden; Birgit B. Lehner
Verlag: Beltz
ISBN-13: 978-3407363053

Das kleine Übungsheft: Selbstbewusstsein;
Rosette Poletti
Verlag: Trinity-Verlag
ISBN-13: 978-3941837546

Der 6-Minuten-Coach: Wahres Selbstvertrauen
finden; Pierre Franckh
Verlag: Arkana
ISBN-13: 978-3442341771

Das Yogasutra: Von der Erkenntnis zur Befreiung;
Patanjali
Verlag: Theseus
ISBN-13: 978-3899012415

Weitere Bücher der Autorin

Yoga – ein Pilgerweg zu mir, BoD 2014,
ISBN-Nr. 978-3738607147,
Taschenbuch, 372 Seiten

Inhalt:
Yoga - ein Pilgerweg zu mir „Auf dem Weg sein" –
das ist ein Sinnbild des Pilgerns, aber auch des
menschlichen Lebens. Im Pilgern wird eine uralte
Sehnsucht des Menschen sichtbar: aufzubrechen, den
gewohnten Alltag hinter sich zu lassen, sich in der
Fremde auf Neues einzulassen, auf ein Ziel
hinzugehen und reich an Erfahrungen heimzukehren.
Die Menschen des Mittelalters verstanden die
Pilgerschaft überwiegend als Buße. Heute bewegen
die Pilger andere Fragen – wie zum Beispiel: Wie
finde ich wieder zu mir selbst? Kann ich auch
einfacher leben? Was ist der Sinn meines Lebens?
Dieses Buch schlägt eine Pilgerschaft der anderen Art
vor. Nach dem Beispiel der Autorin lässt sich die
Antwort auf die Sinnsuche auch mit der uralten
Tradition des Yoga finden. Um dadurch die Einheit
von Körper, Geist und Seele zu erfahren. Auf dem
Weg dorthin setzt man sich mit den eigenen Stärken
und Schwächen auseinander. Durch die Philosophie
des Yoga dann lernen, diese zu erkennen und
anzunehmen. Dabei helfen inspirierende
Geschichten, Zitate und wissenschaftliche

Erkenntnisse das Buch lebendig zu halten. Wie jede Form des pilgern so bietet hiermit auch dieses Buch eine „ganzheitlich-spirituelle Reise zu sich selbst".

Die Yogastadt – Yogageschichten für Kinder
Charlotte & Ute Frank, BoD 2014,
ISBN-Nr. 978-3734730030
Taschenbuch, 60 Seiten

Inhalt:
Die Yogastadt - Yoga Geschichten für Kinder Yoga für Kinder stärkt das Selbstbewusstsein und fördert die Kreativität. Es hilft durch spielerische Atemerziehung, Förderung einer besseren Körperhaltung und lässt Kinder die Erfahrung der Stille machen. In lustigen Geschichten verpackt, können diese die Konzentration verbessern und sogar Ängste überwinden lernen. Durch Fantasiereisen und kleine Massagen erleben Kinder Entspannung als Ausgleich zu ihrem oft aufregenden Alltag. Das Buch soll als Quelle der Inspiration für Kinder-Yogalehrer, Pädagogen und Mütter dienen. Den Kindern bis 11 Jahren wird es einfach Spaß und Freude beim Üben machen!

ॐ

Neu 2015

Wege aus dem Stresszyklus mit Yoga & Pilates,
BoD 2015, Taschenbuch, 200 Seiten

Inhalt:

Wege aus dem Stresszyklus bietet körperliche
und mentale Übungen an, um einen Ausstieg aus
dem Hamsterrad zu finden. So werden die
körperlichen Auswirkungen, wie Muskelver-
spanungen, flache Atmung,... aufgelöst. Wege aus
dem Stresszyklus durchbricht diesen und fördert so
ein gutes Körpergefühl.

Gelassen durch das Leben ziehen, die Wellness-
Schnecke
BoD 2015, ISBN-Nr. 978-3738630855
Taschenbuch, 180 Seiten

Inhalt:

Gelassen durch das Leben ziehen, lehrt uns am
Beispiel der Schnecke Möglichkeiten zu einem
geruhsameren und entschleunigten Leben zu finden.
Obwohl es sich um ein Übungsbuch handelt, wird es
durch Weisheitsgeschichten, Übungen und Texte zu
einer unterhaltsamen Lektüre.